HANS HÖTING

Heilkraft des Urins

Buch

Beschränkt sich der Autor in seinem ersten Buch zur Urintherapie noch vor allem auf Anwendungsarten, allgemeine Ratschläge und die Behandlung einzelner Krankheitsbilder mittels Eigenharntherapie, so dringt er in dem hier vorliegenden zweiten Buch sehr viel tiefer in die Materie ein. Durch exakte Beschreibungen zeigt er, wie der Urin zur Diagnose von Krankheiten und des allgemeinen Gesundheitszustands herangezogen werden kann. Detailliert geht er auf die Auswirkungen der Ernährung auf die Urinqualität ein und bezieht sich dabei insbesondere auf die chinesische Fünf-Elemente-Lehre und das Säure-Basen-Gleichgewicht des Körpers. Schließlich befaßt sich Hans Höting mit der Verstärkung und Verfeinerung der Urinheilkraft durch Zusätze wie Blütenauszüge, ätherische Öle, Farben, Edelsteine und Planetenessenzen. Abgerundet wird das Buch durch ein Kapitel, in dem typisch auftretende Patientenfragen beantwortet werden, und durch maßgebliche Patientenberichte.

Autor

Hans Höting ist Heilpraktiker in Bremen. Er hat in Nanking/China traditionelle chinesische Medizin studiert, in zahlreichen Praxen und Kliniken Asiens hospitiert und auch bei Schamanen in den Dschungeln Asiens gelernt. In seiner Naturheilpraxis beschäftigt er sich neben vielfältigen anderen Methoden seit über 20 Jahren mit Theorie und Praxis der Eigenharntherapie. Um seine Kenntnisse auf diesem Spezialgebiet zu erweitern, besuchte er im vergangenen Jahr die Weltkonferenz zur Urintherapie in Goa/Indien.

Im Goldmann Verlag
ist von Hans Höting bereits erschienen:

Lebenssaft Urin (13783)
Die Moxa-Therapie (13830)

HANS HÖTING

Heilkraft des Urins

Diagnose — Anwendung — Wirkung

GOLDMANN

Originalausgabe

Der Goldmann Verlag
ist ein Unternehmen der Verlagsgruppe Bertelsmann

Originalausgabe August 1997
© 1997 Wilhelm Goldmann Verlag, München
Umschlaggestaltung: Design Team München
DTP-Satz: Barbara Rabus
Druck: Presse-Druck Augsburg
Verlagsnummer: 13946
Lektorat: Olivia Baerend
Redaktion: Diane von Weltzien
Herstellung: Sebastian Strohmaier
Made in Germany
ISBN 3-442-13946-5

1 3 5 7 9 10 8 6 4 2

Dieses Buch ist ein Dank

den Heilern, Suchenden, Patienten der
Vergangenheit, die Urin als Heilkunst schufen
und praktizierten, erklärten, pflegten und uns
dadurch das Wissen und die Erfahrung für
heute vermittelten;

den Therapeuten, Forschern, Patienten,
Autoren der Gegenwart, die Urinheilkunst
nutzen, sie verdeutlichen, weiterempfehlen,
über Forschungen die Wirksamkeit bestätigen;

der Zukunft, weil in ihr der Geist aus
Vergangenheit und Gegenwart lebendig
bleiben wird, Urinheilkunst in ihr weiter
wächst, dem Heute einen Sinn und
Verpflichtung gibt.

Inhalt

Vorwort

Bei Krankheiten gibt es zwei Möglichkeiten: Entweder man vertraut sich einem Praktiker an und läßt sich behandeln, oder man vertraut und behandelt sich selbst. Schwerwiegende Erkrankungen, ungeklärte, nicht überschaubare Krankheitssymptome müssen von der Selbstbehandlung ausgeschlossen sein; sie gehören in die Hand eines erfahrenen Arztes oder Heilpraktikers. In allen übrigen Bereichen lassen sich durch Selbstbehandlung jedoch gute Erfolge erzielen, und jedem steht die Möglichkeit offen, sich mit bewährten Methoden der Naturheilkunde weiterzuhelfen. Seit über 5000 Jahren gehört auch die Urintherapie dazu. Sie gründet sich auf Empfehlungen vieler medizingeschichtlich bekannter Behandler, Krankheiten mit einfachsten Methoden zu behandeln. Der griechische Arzt Hippokrates war einer von ihnen. Urintherapie ist über das uns eigene lineare Denken schwer zu erfassen. Es erklärt sich im Grunde genommen nur durch ein kreisförmiges Denkschema: Alles was beginnt, führt wieder zu sich selbst zurück. Mithin ist der Urin, den Sie ausscheiden, kein Abfall und nichts, worauf Sie verzichten können. Er ist vielmehr Bestandteil eines ganzheitlichen Systems. Im Kosmos, auf der Welt oder im Körper gibt es nichts Überflüssiges. Wir haben nichts Unnützes in uns. Also kann Urin auch kein wegzuwerfendes Ausscheidungsprodukt sein.

In gesunden Tagen dient die Urintherapie der Vorbeugung. Bei Krankheiten bietet sie die Chance, das Leiden zu bessern und zu heilen. Manche Krankheiten erfordern die Kombination verschiedener Behandlungsmöglichkeiten aus der Urintherapie oder aber ihre Unterstützung durch andere Naturheil- und Behandlungsverfahren. Das vorliegende Buch will in diesen Bereich einführen.

Auch in Verbindung mit der Schulmedizin ist die Urintherapie möglich, doch gibt es hier wichtige Vorbehalte. Die Rückstände gleichzeitig verordneter allopathischer Medikamente gelangen in den Urin und werden dem Patienten über das Urintrinken oder andere Urinanwendungen erneut zugeführt. Das kann Schwierigkeiten zur Folge haben. Deshalb sollte, bevor die Urintherapie als Kombinationstherapie zum Einsatz kommt, Rücksprache mit einem Urintherapeuten gehalten werden.

Meine Erfahrungen aus über 20 Jahren Naturheilbehandlung im allgemeinen und Urintherapie im besonderen münden immer wieder in einen Kernsatz ein: »Das Ausmaß des theoretischen Wissens und die praktische Erfahrung bestimmen den Umfang der erreichbaren Erfolge.« Eine gründliche Ausbildung in der Urintherapie steht am Anfang. Dazu muß die positive Einstellung des Therapeuten zur Urintherapie kommen und seine Fähigkeit, sich mit den Vorbehalten der Patienten mit ausreichendem Einfühlungsvermögen auseinanderzusetzen. Denn die bejahende innere Einstellung des Patienten zum gewählten Behandlungsverfahren ist die Voraussetzung für die Heilung seiner Krankheit.

In diesem Buch vollziehe ich den Schritt von der Urintherapie zur Urinheilkunst. Heilkunde hat mit Kundigkeit und Lernen zu tun. Mit dem Wort Heilkunst verbindet sich jedoch Heiligkeit, die Verpflichtung zu Verantwortungsbewußtsein, Sorgfalt und Ehrfurcht, zu Wahrhaftigkeit, Demut und Bescheidenheit. Die Dreifaltigkeit des Körpers aus Struktur, Geist und Seele ist die Basis für die Ausübung der Urinheilkunst. Wir wollen den Patienten oder uns selbst heilen, ganz machen. Heilung und Ganzheitlichkeit aber ist nur durch die Ganzheitlichkeit der Therapie zu erreichen. Ganzheitlich müssen wir in unserem Wissen sein. Ganz müssen wir auch in unserer Bereitschaft bleiben, zu lernen und Erfahrung zu sammeln. Erst dann wird die Heilkunde zur Heilkunst.

Ein weiterer Grund für dieses zweite Buch über die *Heilkraft des Urins* ist das starke Interesse an der *Urindiagnose*, welches mein erstes Buch *Lebenssaft Urin* ausgelöst hat. In der Tat kann man in der Urintherapie nicht auf die Urindiagnose verzichten. Vor allem aber ist sie ein wesentlicher Bestandteil der Urinheilkunst. Wer etwas von Urindiagnose versteht, erweitert seine therapeutischen Möglichkeiten erheblich.

Ich danke an dieser Stelle all jenen Patienten und Praktikern, die mir aufgrund ihrer Erfahrungen mit der Urintherapie geschrieben oder mich angerufen haben. Ich danke auch jenen, die mir vertraut und mich um Rat gebeten haben. Letztlich hat mich vor allem Ihr Interesse dazu bewogen, dieses Buch über Urinheilkunst zu schreiben. Ihre Anregungen, Ihre Kritik und Ihre Erfahrungen sind mir wichtig, und ich bitte Sie daher, mich auch weiterhin daran teilhaben zu lassen.

Ich bitte Sie, liebe Leserin und lieber Leser, auch noch in einem weiteren Punkt um Mithilfe. Wir müssen die wissenschaftliche Absicherung der Urintherapie erreichen. Hierzu benötigen wir die Mithilfe eines Wissenschaftlers, der inzwischen gefunden ist und sich dieser Aufgabe widmet. Er ist bei seiner Arbeit auf Ihre Beurteilungen, Ihre Erfahrungen angewiesen und hat einen Fragebogen entwickelt, der am Ende des Buches abgedruckt ist, den Sie aber auch bei mir anfordern können. Ihre Kreuzchen und Häkchen in diesem Fragebogen sind ein wertvoller Beitrag zu dieser wichtigen Forschungsarbeit. Die kritische Auswertung aller bisher vorliegenden Fragebögen nach wissenschaftlichen Kriterien bestätigte, daß Urintherapie eine Verbesserung des Abwehrsystems mit dadurch deutlich verringerter Infektionsanfälligkeit bewirkt und bei der Behandlung von Hauterkrankungen, insbesondere bei Neurodermitis, Allergien und bei Magen-Darm-Erkrankungen erfolgreich ist. Darüber hinaus konnte ihre positive Wirkung als Zusatztherapie bei Krebs und Aids wissenschaftlich bewiesen werden. In Tierversuchen konnte ihre Wirksamkeit gegen Hirnhautentzündung belegt werden. Selbst die WHO (Weltgesundheitsorganisation) wurde auf diese Erfolge aufmerksam.

Ich wünsche, daß es mir gelingen möge, Sie durch das Lesen dieses Buches für die Urintherapie zu begeistern! Wenn Sie neu zur Urintherapie kommen, dann will ich Ihnen Mut machen. Jenen, die bereits Erfahrungen gesammelt haben, will ich helfen, sie zu erweitern und weiterzugeben. Jeder Wissende soll ein Lehrer sein. Nutzen Sie die Unterstützung durch Selbsthilfegruppen, die es mittlerweile überall in der Bundesrepublik gibt und die für uns sehr wichtig sind. Rufen Sie mich an, wenn Sie Hinweise und Ratschläge zur Urintherapie brauchen. Ich stehe Ihnen gerne zur Verfügung, insbesondere dann, wenn Heilreaktionen auf die Urintherapie zu unbequem werden. Ich wünsche Ihnen viel Erfolg mit der Urintherapie und mit der Urinheilkunst!

Bremen, im Januar 1997

1 Grundlagen der Urintherapie

Die Wirksamkeit von Urin

Vor vielen Jahren erschien in einer amerikanischen Zeitung unter der Überschrift »Urintherapie und Wissenschaft« ein interessanter Bericht, dessen Grundlage das Buch von Martha Christie *Deine eigene perfekte Medizin* war. Martha Christie litt von ihrem zwölften bis zu ihrem 42. Lebensjahr an mehreren, als unheilbar geltenden Krankheiten. Dann stieß sie eines Tages auf die Urintherapie. In ihrer Verzweiflung überwand sie ihren Ekel und fing an, sich mit den unterschiedlichen Anwendungsmöglichkeiten der Urintherapie zu behandeln. Es dauerte zwei Jahre, dann war sie gesund. Wie kann es sein, daß mit 30 Jahren intensiver Betreuung durch die herkömmliche Medizin nicht das zu erreichen war, was mit zwei Jahren Urintherapie gelang?

Die Wirksamkeit der Urintherapie ist im wesentlichen darauf zurückzuführen, daß sie in sich die positiven Eigenschaften der folgenden Methoden vereint: Homöopathie, Nosodentherapie, Regenerationstherapie, Reiztherapie, Ausleitungstherapie, Steigerung der Körperabwehr und Stoffwechseltherapie.

Homöopathie

In der Homöopathie gilt das Prinzip: »Heile Gleiches mit Gleichem.« Auf die Praxis übertragen bedeutet dies, daß ein durch ein bestimmtes Gift erkrankter Patient mit ebendiesem Gift, jedoch in homöopathisch aufbereiteter Form, zu behandeln ist, um von den Beschwerden befreit zu werden.

Eine Frau wurde von einer Buschmeisterschlange, der Lachesis Muta, gebissen. Ohnmachtähnliche Schwächezustände mit kalten Gliedern und rasenden Kopfschmerzen, Venenentzündungen, Angstzustände und eine infizierte Wunde gehörten zum Vergiftungsbild nach diesem Schlangenbiß. Doch der Patientin wurde Lachesis in D12 als homöopathische Potenz verabreicht. Da das Mittel den geschilderten Symptomen genau entspricht, heilte es die Patientin.

Beim Urin geht es nicht um tödliche Gifte, sondern um belastende Schlackenstoffe. Der Urin, den wir zu uns nehmen, ist mit einem homöopathischen Mittel vergleichbar. Zwar wird eine wirkliche homöopathische Potenz anders aufbereitet, als wir es in unserer Blase vermögen, doch das Bild an sich stimmt. Ein homöopathisches Mittel steht dem krankhaften Geschehen durch Übereinstimmung von Symptom und Heilmittel so nahe, daß eine Behandlungsmöglichkeit gegeben ist. Das gleiche Prinzip liegt auch der Urintherapie zugrunde.

Nosodentherapie

Um die Jahrhundertwende potenzierte Collet Bronchialschleim und Tränenflüssigkeit zu Nosodenpräparaten und behandelte damit erfolgreich Patienten. Anders als bei der Homöopathie, wo Gleiches mit Gleichem behandelt wird, gilt bei der Nosodentherapie das Prinzip, Ähnliches mit Ähnlichem zu bekämpfen. Potenziert man Bronchialschleim zu einem Medikament, dann wirkt er im engeren Sinne auf die Bronchien, im weiteren Sinne aber im gesamten Schleimhautbereich. Die Schleimhaut wird zur verstärkten Anstrengung angeregt, sich von innen her zu reinigen und die Krankheit hinauszudrängen.

Überträgt man dieses Prinzip auf den Urin, dann wirken die in ihm enthaltenen Krankheitsstoffe genau dort, wo Krankhaftes mittels Selbstheilungskräften zu bekämpfen ist. Mechanische, stoffwechselaktive, körpereigene Prozesse bewirken hier die Potenzierung. Das Trinken von Urin ist also nichts anderes als eine Nosodentherapie im Sinne von Collet. Potenziertes Krankhaftes wirft Krankes hinaus. Wenn Sie also potenziert Krankhaftes im Urin trinken, leiten Sie es somit aus.

Regenerationstherapie

Mittels der Regenerationstherapie soll der Körper von einem kranken in seinen ursprünglich gesunden Zustand zurückversetzt werden. Ziel ist es, die Krankheit zu töten und die Gesundheit neu zu »gebären«. Die Regeneration erfolgt, wenn man dem Körper die hierzu notwendigen Stoffe zuführt: Hormone wie Kortikoide und Progesteron, Mineralstoffe wie Kalzium, Magnesium und Phosphor, Vitalstoffe wie Eisen, Jod und Zink, Vitamine, Aminosäuren, Zucker, abwehrsteigernde Enzyme, Harnsäure, Harnstoffe als energetische Botenstoffe und vieles mehr. Wer seinen Urin trinkt, der führt seinem Körper diese Bausteine zu.

Reiztherapie

Ob man sich mit Urin einreibt oder ihn trinkt, in beiden Fällen handelt es sich um eine Reiztherapie. Der Körper empfindet Urin außerhalb von Nieren und Blase als Fremdstoff. Zugeführte Fremdstoffe reizen ihn, mittels Stoffwechsel, Abwehrsystem, Kreislauf und Ausscheidungsorganen auf sie zu reagieren. Die Aktivität der Körperfunktionen nimmt auf allen Ebenen zu. Reizen heißt, die Selbstheilungsfähigkeit des Körpers zu mobilisieren.

Ausleitungstherapie

Wer im Frühjahr sein Haus gründlich putzt, der praktiziert Ausleitungstherapie am stummen Patienten Haus und Hof. Das gleiche Prinzip hilft auch dem eigenen Körper. Unsere Vorfahren hatten immer ihre Methoden, um sich von Winterspeck und Winterschlacken zu befreien. Auch nach jeder Krankheit muß ausgeleitet werden, um den Körper von allen Krankheiten fördernden oder verursachenden Rückständen zu befreien. Außerdem sorgen Umweltverschmutzung, verfälschte Nahrung und Bewegungsmangel dafür, daß sich in Gliedern und Gelenken, in Muskeln und Sehnen Ablagerungen ansammeln. Das Trinken des Tagesurins ist hier eine wirkungsvolle Methode. Man spürt es durch deutlich zunehmendes Wasserlassen. Ausleitung erfolgt auch über die Haut. Urintherapie sorgt daher auch für einen veränderten Körpergeruch und gesteigerte Speichelproduktion.

In der traditionellen chinesischen Medizin kennt man im Zusammenhang mit der Ausleitungstherapie einen Schwächezustand, der Nieren-Xu genannt wird. Er zeigt sich in Form von erhöhter Blasensensibilität, Druck in der Nierengegend, Stauungen im Bereich des unteren Augenlids und manchmal in Harnträufeln sowie unfreiwilligem Urinabgang. Setzen Sie in solchen Fällen mit der Urintherapie vorübergehend aus, und nutzen Sie die Moxa-Therapie (weitere Hinweise zu diesem Thema entnehmen Sie bitte meinem Buch *Die Moxa-Therapie*). Nieren-Xu tritt immer nur dann auf, wenn die Nieren vorher schon durch Krankheit belastet waren und wenn zuviel Schlackenstoffe ausgeschieden werden müssen, ist folglich also keine Gegenanzeige für Urintherapie.

Steigerung der Körperabwehr

Wie wichtig die Körperabwehr ist, erkennen Sie in aller Deutlichkeit, wenn Sie sich einmal damit beschäftigen, wie eng die Verzahnung zwischen Hirn und Körper, Abwehrzellen und vegetativem Nervensystem und zwischen diesen letzten beiden und dem Hormonsystem ist. Dieser große Komplex steht wiederum in enger Beziehung zu Schleimhaut, Hautaktivität, Haut-pH-Wert und dem Milieu im Mund-, Vaginal-, Kopfhöhlen- und Darmbereich. Bei der Körperabwehr handelt es sich um ein hochsensibles System.

Welche Bedeutung die Urintherapie in bezug auf die Körperabwehr hat, ist leicht an den Erfolgen bei der Behandlung von Allergien, die immer etwas mit einer Störung des Abwehrsystems zu tun haben, zu erkennen. Es ist durch wissenschaftliche Untersuchungen belegt, daß Urin wie eine innere Impfung wirkt.

Stoffwechseltherapie
Im wesentlichen handelt es sich bei ihr um die Nahrungsverarbeitung zu für den Körper wichtigen Nährstoffen. Da ich dieses Thema in dem Kapitel über die Ernährung ausführlich behandle, möchte ich mir an dieser Stelle ausführlichere Erklärungen sparen.

Wirkstoffe im Urin

Das Ungeborene entsteht im Mutterleib aus drei Keimblättern. Aus einem von ihnen, dem Mesoderm, werden Bindegewebe, Muskeln, das Skelett, Blutgefäße, Blutzellen und das Nieren-Blasen-System einschließlich des Urins geschaffen. All diese Körperbestandteile bilden sich somit aus demselben Keimblatt und stehen dadurch in enger Beziehung zueinander. Der Urin hat hier deshalb seinen festen Platz, und es ist leicht zu begreifen, warum Blut und Urin ein so nahes Verhältnis zueinander haben und so auch wieder zu den anderen Keimblattorganen.

Die beiden Nieren filtern die ca. sieben Liter Blut, die in jedem menschlichen Körper vorhanden sind, dreihundertmal am Tag. Daraus leiten sich die 200 Liter Primärurin ab, von denen 198,5 Liter in den Körper rückresorbiert werden. Die restlichen anderthalb Liter nennt man Sekundärurin, der ausgeschieden wird und mit all seinen unterschiedlichen Wirkstoffen für die Urintherapie zur Verfügung steht. Dabei handelt es sich nur um einen kleinen Teil jener fast 2000 Wirkstoffe, die heute von der Wissenschaft im Urin nachgewiesen werden können. Seine genaue Zusammensetzung ist bei jedem Menschen anders, nur eines trifft immer zu: Der Wirkstoffanteil ist spiegelbildlich zu verstehen, ist das Abbild dessen, was im Körper vor sich geht. Kaum ein anderes Ausscheidungsprodukt enthält so viele Wirkstoffe und vermag so viele Rezeptoren anzusprechen und dabei so viele günstige Folgewirkungen auszulösen.

Wir haben im Urin ca. 95 Prozent Flüssigkeitsanteil und fünf Prozent Festsubstanzen. Einige der interessantesten festen Bestandteile sollen im folgenden näher betrachtet werden. Wer sich im einzelnen für die Zusammensetzung des Urins interessiert, den bitte ich, auch dies in meinem ersten Buch *Lebenssaft Urin* nachzulesen.

Harnstoff

Harnstoff wird zu 25 Prozent über den Darm, zu fünf Prozent über die Haut und zu 70 Prozent über den Urin ausgeschieden. Er ist bei der Behandlung von Hauterkrankungen, z. B. von Schuppenflechte, ein wichtiges Heilmittel. Er versorgt die Haut mit Feuchtigkeit, verbessert den Hautstoffwechsel, macht die Haut elastischer und vermindert Juckreiz. Auch in der Krebstherapie wird Harnstoff erfolgreich eingesetzt.

Was aber ist Harnstoff? Je mehr Eiweiß man über die Nahrung aufnimmt, desto mehr Harnstoff entsteht. Der Stoffwechsel zerlegt die Eiweiße in Einzelfaktoren, die in der Leber zu Harnstoff verarbeitet werden. Harnstoff ist ein wasserlösliches Produkt und kann daher über die Nieren ausgeschieden werden. Als Peptid bindet Harnstoff leicht Mineralien und Schwermetalle, mit denen der Mensch durch die Umweltbelastungen reichlich in Kontakt kommt. Zuviel Harnstoff senkt den Kalziumspiegel und reichert dadurch das innere Milieu mit Säure an. Säure ist jedoch aggressiv und schadet dem Körper. Ein Übermaß an Harnstoff vermindert den Sauerstoffgehalt im Blut und leistet Vorschub für die Bildung von Tumoren, für Herzinfarkt und Bronchitis. Daher muß er, wenn er den für den Körper notwendigen Spiegel überschreitet, ausgeschieden werden.

Mit der Kombination aus Urintherapie und Ernährungsumstellung ist der richtige Harnstoffspiegel erreichbar. Die Aufnahme von zuviel Eiweiß über die Ernährung setzt Eiweißfraktionen im Blut frei, die zu einer Verklebung des Bindegewebes und zu Arteriosklerose führen können. Außerdem wird bei übermäßigem Eiweißgenuß zu viel Harnstoff gebildet, der Kalzium verdrängt und Osteoporose, also die Entkalkung der Knochen, verursacht. Zuviel Harnstoff vermindert die Sauerstoffzufuhr in den Herzmuskeln und leistet somit dem Herzinfarkt Vorschub. Zusammen mit Harnsäure kann Harnstoff rheumatische Erkrankungen, Arthrose, Arthritis, Schmerzen in Muskeln und Gelenken verursachen, bedingt Kopfschmerzen, macht müde und benommen.

Stellen Sie nun aber bitte keine negativen Rückschlüsse bezüglich der Urintherapie an. Urintherapie und Urinheilkunst funktionieren als spiegelbildlicher Regulator und regen bei Harnstoffstörungen eine Normalisierung an, erhöhen aber durch Harnstoffgabe im Urin nicht den Harnstoffspiegel.

Ammoniak

Ammoniak ist im Blutplasma enthalten und damit auch im Urin. Wenn man Urin länger stehenläßt, dann riecht man das Ammoniak. Der Alturin zum Einreiben hat einen hohen Ammoniakgehalt. Im richtigen Maß neutralisiert Ammoniak Säuren, im Übermaß jedoch ist es ein Zellgift. Ammoniak lagert sich besonders bei übermäßiger Eiweißkost und bei Fäulniszuständen im Darm und im Gehirn ab. Folgeerscheinungen sind dann Müdigkeit, Konzentrationsschwäche und mangelnde Wachheit. In der Homöopathie gibt man in solchen Fällen Ammonium Chlorid in einer D6-Potenz, um Ammoniak aus dem Gehirn herauszulösen und abzuleiten. Gleiches heilt Gleiches! Ammoniak entsteht auch durch die im Körper vorhandenen Eiweiße. In der Leber verbindet es sich mit Kohlendioxyd zu Harnstoff.

Es leiden mehr Menschen als man meint unter Parasiten oder deren Parasitentoxinen. Diese Kleinstlebewesen halten sich im Darm auf; sie bzw. ihre Toxine machen müde, schädigen die Körperabwehr, die Schleimhaut, die Lymphe und das Blut. Außerdem erzeugen Parasiten ebenfalls Ammoniak, welches aus dem Darm zur Leber transportiert und hier zu Harnstoff verwandelt wird. Oral eingenommener Urin schwemmt als Zusatztherapie die Parasiten und ihre Toxine aus dem Körper hinaus.

Glutamin

Glutamin ist eine sehr wichtige Aminosäure, also ein Eiweißbaustein, und hilft, die Endprodukte des Eiweißhaushalts aus dem Körper abzuleiten. Es kommt verstärkt im Gehirn, in den Nieren und in der Leber vor, darüber hinaus aber auch in fast allen übrigen Geweben. Blutplasma und Urin enthalten ebenfalls Glutamin. Es ist wichtig für den Zuckerstoffwechsel und damit für die Energiesituation des gesamten

Körpers. Es schützt uns vor den aggressiven Sauerstoffradikalen im Körper, welche Zellen angreifen und die Tumorbildung auslösen können. Glutamin passiert die Blut-Hirn-Schranke und aktiviert Nervenbotenstoffe bzw. Neurotransmitter. Ersteres könnte die psychosomatische Wirkung der Urintherapie erklären. Glutamin macht geistig rege, macht Herz, Leber und Blut mobil und neutralisiert Säuren. Es wirkt auf das Knochenmark, wo rote und weiße Blutkörperchen hergestellt werden, und hilft, Entzündungen auszuheilen. Das macht verständlich, warum über Glutamin die Schleimhaut bei Nahrungsmittelallergien wieder kräftiger wird. Nahrungsmittel werden so wieder verträglich. Glutamin stärkt das Immunsystem.

Kreatinin
Wenn im Körper alte Zellen absterben, um durch neue ersetzt zu werden, dann entsteht Kreatinin. Kreatinin ist nicht nur wertvoll für den Stoffwechsel, es wirkt auch gegen Krebs.

Urochrom
Gesunder Urin ist schwach gelblich bis farblos. Wenn man ihn jedoch anschaut, dann ist er aufgrund seines Urochromgehalts, des gelben Harnfarbstoffs, meist recht stark gefärbt. Zwischen Urochrom und Ammoniak besteht ein Zusammenhang. Zuviel Eiweißbestandteile erhöhen den Ammoniakspiegel, und zuviel Urochrom entsteht. Ein zu gelber Urin kann auch ein Hinweis auf einen erhöhten Hämoglobinabbau sein. Hämoglobin, also der Farbstoff für die roten Blutkörperchen, ist jedoch für den Sauerstofftransport im Körper wichtig.

Bilirubin
Bilirubin stellt den Zusammenhang zwischen Nieren und Leber her, denn es entsteht in der Leber bzw. in der Galle. Wie

man heute weiß, ist Bilirubin ein Wirkstoff, der die Alterung der Zellen bremst und gegen Krebs wirkt. Er ist außerdem entzündungshemmend und hilft sogar gegen Herzkrankheiten.

Melatonin

Der Morgenurin enthält einen hohen Anteil des Zirbeldrüsenhormons Melatonin. Es soll die Lebensfreude und die Leistungsfähigkeit steigern. Außerdem wirkt es gegen Krebszellen und ist ein Antistreßhormon. Das Melatonin aus dem Urin ist ein konstruktiver Wirkstoff, der nicht destruktiv sein kann, wie es unter Umständen bei fremdem, in eine Tablette eingebundenem Melatonin möglich wäre, weil es eben nicht körpereigen ist.

Antikörper

Bei entsprechend vorhandenen Krankheiten finden sich im Urin Antikörper gerade gegen diese Krankheiten. So entdeckte man Antikörper gegen Salmonellose, Cholera, Kinderlähmung, Krebs, Typhus, Tetanus und Diphtherie. Die orale Einnahme von Urin kommt mithin einer oralen Impfung gleich, welche den Anteil dieser Antikörper im Körper erhöht. Je mehr Antikörper vorhanden sind, desto stärker ist die Körperabwehr.

Urokinase

Das Enzym Urokinase wirkt gegen Blutgerinnung und folglich gegen Thrombosen. Seine Wirkung ist der des Nitroglyzerins vergleichbar. Es erweitert die Gefäße und hilft den Patienten, die unter Angina pectoris (Herzschmerzen) leiden. In China, Japan und in den USA wird Urokinase aus dem Urin gewonnen und gegen schwerste Krankheiten eingesetzt.

Directin

Im Jahr 1996 wurde über Erfolge in der Krebstherapie berichtet, die auf den Wirkstoff Directin zurückgeführt wurden.
Directin ist besonders im Urin von Kindern enthalten.

Harnsäure

Man spricht nicht gern über sie, denn schließlich gilt sie als
Reizwort bei Rheumatikern und Gichtpatienten. Doch benötigt der Mensch einen physiologischen, gesundheitsbezoge-
nen Harnsäuregehalt. Er hilft, vorzeitiges Altern zu verhindern, und stärkt gegen Krebs.

Dehydroepiandrosteron (DHEA)

DHEA ist ein Steroid, welches gegen Fettsucht und Blutarmut
wirkt. Es reguliert den Blutzucker und hat Brustkrebs geheilt.
DHEA aktiviert das Knochenmark und somit die Blutbildung
über rote und weiße Blutkörperchen.

Antineoplastin

Antineoplastin ist ein im Harn enthaltenes Peptid, welches
gegen jede Art von Krebszellen wirksam ist. Wird der Wirkstoff nicht gentechnisch hergestellt, dann kostet in den USA
eine einzige Spritze 10 000 Dollar!

Erwähnt werden sollen hier noch die weiteren Urinbestand-
teile wie Amino(Eiweiß-)körperchen, Vitamine, Mineralstoffe, Spurenelemente, Nervenbotenstoffe, Hormone und Enzyme, auf die ich in meinem Buch *Lebenssaft Urin* bereits hin-
gewiesen habe.

Die Sprache der Organe

Auf der Weltkonferenz für Urintherapie in Goa 1996 wurde mir von einem jungen amerikanischen Paar berichtet, dessen Kinderwunsch nicht in Erfüllung gehen wollte. Die ärztliche Untersuchung ergab, daß der Mann nicht genügend Spermien entwickelte und daß diese noch dazu von minderer Qualität waren. Eine Schwangerschaft schien mithin ausgeschlossen, und eine Behandlungsmöglichkeit sah man nicht. Eine in ayurvedischer Medizin erfahrene Inderin empfahl dem Paar, ab sofort Urin zu trinken, sich mit drei Tage altem Eigenurin einzureiben, vegetarisch zu leben und gesprießtes Korn zu essen. Sie schlug vor, vor allen Dingen die Geschlechtsorgane wechselseitig mit dem Urin des anderen einzureiben. Nach acht Wochen Behandlung hatte sich nicht nur die Qualität der Spermien erheblich verbessert, auch die Spermienzahl war um ein Vielfaches angestiegen. Vier weitere Wochen später entsprachen Qualität und Quantität dem Normalbefund eines Mannes in seinem Alter. Das Paar hat inzwischen zwei Kinder.

Durch die Urintherapie hatte sich der innerkörperliche Informationsaustausch verbessert und damit eine quantitative und qualitative Produktionsverbesserung der Spermien bewirkt. Auf der Ebene der Organsprache haben Hoden und Prostata mit Selbstbestimmung zu tun. Diese Ebene der Organe wird durch die Urintherapie optimal angesprochen.

Nieren

Wenn Urin doch sowieso in den Nieren anzutreffen ist, warum muß dann zur Regulierung der Organfunktion noch Urin von außen zugeführt werden? Die orale Einnahme von Urin wirkt wie eine Schluckimpfung mit reflektorischer Serumwirkung, bei welcher der Körper den Eigenurin als Reizfaktor begreift. Diese Reiztherapie sorgt u. a. für die Regulation des Abwehrsystems, die Aktivierung des Stoffwechsels und für die Verbesserung der Durchblutung und leitet damit die Selbstheilung ein. Die im Urin enthaltenen Wirkstoffe, also Minerale, Vitamine, Hormone usf., tragen ebenfalls zum Heilungsprozeß bei.

In ihrer Symbolsprache stehen die Nieren dem *weiblichen Selbstbild* nahe. Störungen in diesem Bereich, deren Organsprache auf die Selbstfindung der weiblichen Identität verweisen, können folglich über Urintherapie reguliert werden. Auch die *Ohren* sind mit den Nieren verbunden. Das Ohr ist ein Organ, das nicht nur Geräusche hört, sondern aus den Geräuschen auch Raumdimensionen und Bewegungen ermittelt. Die Sprache dieses Organs kommt in Identität und Selbstbestimmung zum Ausdruck. Mit Störungen der Nierenfunktion geht häufig eine Verhärtung der Knochenstrukturen im Ohr einher, oder aber es kommt zu Knochenauswüchsen, so daß die Schalleitung nicht mehr gegeben ist.

Mit dem *Knochensystem* stehen die Nieren ebenfalls in Verbindung. Störungen im Hüft- oder Kniegelenkbereich sind sehr oft durch die Nieren bedingt und bringen auf der Ebene der Organsprache Unbeweglichkeit zum Ausdruck. Die Brustwirbelsäule wird auf der Ebene der Organsprache mit Zielen und Entscheidungen in Verbindung gebracht, mit Beweglichkeit und Anpassungsvermögen auf mentaler Basis. Menschen, die nicht mehr »beweglich« auf die Reize des Lebens reagieren, leiden vielfach unter einer Verhärtung der Wirbelsäule. Die Halswirbelsäule symbolisiert Zielausrichtung. Wer sich nicht mit seinem Leben identifizieren kann, wer seine Ziele nicht mehr erreicht, der blickt auch nicht mehr nach links oder rechts. Die Lendenwirbelsäule hängt mit Unabhängigkeit und Abgrenzungsfähigkeit zusammen.

Alle Knochen spiegeln grundsätzlich die Strukturgebung in Bezug auf Haltung im körperlichen und geistigen Bereich wider. Eine schlechte Körperhaltung zieht eine schlechte Geisteshaltung nach sich.

Leber

Dieses Organ wird mit der Identitätsbildung in Verbindung gebracht. Gefühl, Geist und Körper werden durch Leber und Galle zu einer gesunden Dreiheit ausgebildet.

Die Leber steht in Verbindung mit den *Augen*. Durch Verbesserung der Leberqualität erreichen Sie vergrößertes Sehvermögen. Das Auge ist das aufnehmende Organ für funktionelle und mehrdimensionale Bilder. Eine gesunde menschliche Identität ist auf lebendiges Arbeiten mit Bildern angewiesen. Im Traum bei gutem Schlaf werden die Bilder umgesetzt. Wer dies nicht vermag, leidet und schläft nicht richtig. Ein Schlafmittel kann diese gesunde Schlaffunktion auf chemischem Wege niemals erreichen.

Sehnen und Muskeln hängen energetisch ebenfalls mit der Leber zusammen. Sie sorgen dafür, daß Impulse umgesetzt werden können.

Die *Galle* dient im Sinne der Organsprache der Verteidigung und der Entscheidung. Sie sorgt dafür, daß wir unsere Ichhomogenität, unser Selbstdasein in einem Umfeld verteidigen können. Die Verteidigung muß selbsterhaltend und nicht selbstzerstörerisch wie etwa bei Cholerikern oder aggressiv sein.

Herz

Das Herz hat mit Rhythmus und Feuer zu tun. Es steuert die gesamte seelische, körperliche und geistige lebensbezogene Rhythmik. Ein Herz, welches feurige Lebendigkeit ausstrahlt, deutet hin auf atmendes Leben. Ein zu feuriges Herz kann anderen Menschen unliebsam zu Herzen gehen. Ein zu feuriger Liebhaber bringt Unruhe. Menschen mit zu viel Feuer schlafen schlecht und sind unruhig. Hier muß das Wasser der Niere das Feuer des Herzens regulieren.

Das Herz steht in Verbindung mit den *Gefäßen* und mit dem *Blut*. In den Arterien fließen die an das Blut gebundenen Impulse, das ist die nach der chinesischen Medizin benannte Vitalkraft *Qi*. Mittels der Venen erfolgt die Ausleitung aus dem Körper z. B. hin zu den Nieren. Blut ist der große Impulsvermittler.

Herz und *Schilddrüse* arbeiten eng zusammen. Wenn das Herz zu schnell schlägt, dann drückt die Schilddrüse. Die Schilddrüse wird von Gefühlen in Form energetischer Impulse durchflossen. Folglich setzen sich Störungen im Bereich der Gefühle in der Schilddrüse fest und drücken sich in einer Über- oder Unterfunktion aus. Die *Hypophyse* ist das oberste Zentralorgan für das Hormonsystem im Gehirn und sozusagen der Computer, der uns das Lebendigsein vermittelt. Die *Epiphyse* vermittelt den Rhythmus für Tag und Nacht und für die Jahreszeiten wie auch die Fähigkeit, auf diese Zeitabschnitte richtig zu reagieren. Da die Epiphyse auf Licht reagiert, kann es in lichtarmen Gegenden leicht zum sogenannten »Polarkoller« kommen, mit dem Angstzustände und Depressionen einhergehen. Auch Streßsituationen können solche Störungen bewirken. Urintherapie kann hier helfen, da Urin ja Melatonin, das Hormon der Epiphyse enthält.

Im *Kleinhirn* ist das gesamte Paket aller Informationsspeicherungen aus frühesten Zeiten niedergelegt, auch das Erbgut. Es anzusprechen bedeutet, die Verbindung mit grundlegenden Funktionen der Gesundheit und Körperregulierung aufzunehmen. Die Reflexzelle, über welche auf das Kleinhirn Einfluß genommen werden kann, befindet sich unter der Zungenspitze. Sie kann also gut durch orale Urintherapie stimuliert werden. Das *Stammhirn* als Teil des Hirns ist der Regulator für das Lebendigsein im Menschen. Der *Thalamus* sorgt dafür, daß alles, was uns an Impulsen erreicht, auf persönliche Weise bewertet und umgesetzt wird.

Auch mit dem *Dünndarm* steht das Herz in einer engen Beziehung. Dieser spiegelt die Projektion des Lebendigen in uns wider. Fehlt die Zufriedenheit mit dem eigenen Leben, dann kommt es häufig zu Störungen in diesem Bereich.

Milz

Dieses Organ steht in Beziehung zu den fließenden, gestörten und aggressiv gesteuerten Prozessen im Menschen. Alles, was vom Bewußtsein nicht verarbeitet wird, staut sich in der Milz und setzt dort seine blockierenden Impulse. Dann stimmt oft auch die Ordnung im Lymphsystem nicht, weil dieses Informationen vermittelt und die innere Aggressivität der Milz widerspiegelt. Auch das Abwehrsystem kann über die Lymphe in Mitleidenschaft gezogen sein.

Zur Milz gehört die *Bauchspeicheldrüse.* Sie liefert mentale Impulse zur Selbstorganisation, reguliert den Zuckerhaushalt und dabei auch den energetischen Zustand des Körpers. In der traditionellen chinesischen Medizin wird die Auffassung vertreten, daß der Herzrhythmus zur Milz und zur Bauchspeicheldrüse hinfließt.

Der *Magen* ist auf der Ebene der Organsprache ebenfalls mit der Milz verbunden. Es ist das Organ, welches aufnimmt, sortiert und verteilt. Dies bezieht sich nicht allein auf Nahrungsmittel, sondern auch auf psychische und seelische »Nahrung«.

Das *Blut*, das nach der traditionellen chinesischen Medizin in der Milz gebildet wird, muß hier ebenfalls Beachtung finden. Letztlich schließt sich an dieser Stelle im Körper ein Kreis aus Blut, Urin, Information und Organkonglomerat. Wenn die Milz durch innere, zersetzende, mentale oder körperliche

Prozesse beeinträchtigt ist, dann ist auch die Blutbildung gestört, und Impulse können nicht fließen.

Die *Lymphe*, ebenfalls der Milz zugehörig, setzt Impulse hinsichtlich der Körperabwehr. Diese wird gesteuert durch Impulse von Körper, Seele und Geist. Die Mandeln, ebenfalls Lymphorgane, sind hochsensibel und spiegeln die Seele wider. Alle von außen kommenden, nicht verarbeiteten, störenden und alle von innen kommenden seelisch-geistigen Impulse setzen hier ihre Zeichen.

Lunge

Auf der Ebene der Organsprache steht sie für Vitalität. Schlechte Atmung spricht für mangelnde Vitalität.

Die *Bronchien*, welche Frischluft aufnehmen und verbrauchte Gase aus dem Körper ableiten, sind Spiegel des Lebensinhalts. Wenn es an Lebensinhalt mangelt, dann kommt es zur Veränderung im Bereich der Bronchien: Sie werden eng, und Asthma kann folgen. Lebensrhythmus ist auch Atemrhythmus. Über die Regulation der Bronchien verbessert sich der Kreislauf.

Der *Mund* ist das Zentrum für die Kommunikation nach außen. Zunge, Zähne und Rachen spielen dabei eine Rolle. Durch Worte verdeutlichen wir Gedanken und Ideen. Mit den Zähnen geben wir Gefühlen und Gedanken Nachdruck.

Stirn- und Kieferhöhlen sind ein hochsensibler Bereich. Hier legt man unverarbeitete innere und äußere Impulse ab. Es gibt einen Zusammenhang zwischen entzündeten Stirnhöhlen und dadurch beengten Bronchien. Was oben abgelegt wird, schnürt unten die Vitalität ein.

Dickdarm

Der Dickdarm ist gleichzusetzen mit Identität und Selbstakzeptanz. Der After, Spiegel des Selbst, ist auch Abbild der inneren Einstellung. Zwischen der Akzeptanz (Dickdarm) und der Vitalität (Lunge) besteht ein innerer Zusammenhang. Nur unter Berücksichtigung dieser Tatsache kann Identität gefunden und ein gesundes Selbstbild geschaffen werden. Dies führt direkt zurück zum Organbild der Nieren. Die traditionelle chinesische Medizin geht davon aus, daß die Lunge nicht ausatmen kann, wenn die Nieren ihre Impulse nicht übernehmen. Die Folge ist Asthma.

Selbstakzeptanz ist die Voraussetzung für ein gesundes Funktionieren des Dickdarms. Erst dann kann sich die Vitalität in der Lunge entfalten und der Lebensinhalt in den Bronchien widerspiegeln. Ein aufgeblähter Dickdarm jedoch engt die Lunge ein, und ungesunde Nieren stören ihrerseits Darm und Magen.

Blutung, besonders im Morgenurin, Brennen, Schmerzen, häufiges Wasserlassen von oft kleinen Mengen, Koliken, Flankenschmerzen, Rückenschmerzen, Blutdruckschwankungen und Ödembildung sind die typischen Symptome bei Blasen-, akuter und chronischer Nierenentzündung.

Die Störung des Harnflusses spiegelt eine Einschränkung der Nierenfunktion wider. Sie geben das Wasser nicht ab, sondern halten es. Weil die Nierendurchblutung gestört ist, steigt der Blutdruck an. Durch mangelnde Blutfiltration entsteht weniger Urin. Auf der Ebene der Organsprache bedeutet dies: Die Identität ist gestört, man ist müde, wenig leistungsfähig und grenzt sich von der Sozialgemeinschaft ab. Bei akuter Nierenentzündung kann es zu Blutung sowie zu Glieder- und Rückenschmerzen kommen. Dies macht den Bezug zum Knochensystem deutlich.

In diesem Symptombeispiel kann man viele Aspekte aus der zuvor geschilderten Organsprache wiedererkennen und begreifen, warum Urin ein so gutes Heilmittel darstellt. Manchmal muß in solchen Fällen mit Fremdurin gearbeitet werden, weil dieser mehr Vitalität und daher auch eine bessere Restaurationswirkung besitzt. Oder aber Zusätze wie Farben oder Blütenauszüge sind erforderlich. Umgekehrt kann jedoch ein heilpotenter, ausgeglichener Urin selbst in schweren Fällen innerhalb dieses durch seine Organsprache geprägten Systems regulierend eingreifen.

Der junge Mann in der anfangs geschilderten Fallgeschichte konnte mangels Spermien kein Kind zeugen, war jedoch organisch offensichtlich vollkommen gesund. Deshalb war die auf Materie, Symptome und Befunde ausgerichtete Schulmedizin hilflos. Es gab nichts zu behandeln. Dem jungen Mann fehlte lediglich die Vitalenergie, um die im naturwissenschaftlichen Sinne leistungsfähigen Spermien zu produzieren.

Das Therapieergebnis, welches durch die ausschließliche Anwendung von Urin möglich wurde, steht weit über dem, was allopathische Medizin bei chronischen oder psychosomatischen Erkrankungen erreichen kann. Die innere Anwendung des Urins bewirkte eine Anregung der inneren Organe, die äußere Anwendung sprach insbesondere jene Organe an, die für die Zeugung wichtig sind. Durch die zusätzliche vegetarische Ernährung wurden die betreffenden Organe gestärkt und zugleich die Qualität des Urins verbessert. Der Urin des Partners wirkte reflektorisch auf die inneren Zeugungsorgane. Zusammenfassend kann man sagen: Die Urinanwendungen sorgten dafür, daß sich der Informationsaustausch zwischen den Zellen verbesserte.

Nur als fremd Empfundenes kann als Reizfaktor fungieren und entsprechend beleben und die Selbstheilungskraft ansprechen. Diese wirkt dort, wo etwas krankhaft ist im Sinne der Harmonisierung der Ordnungsfunktion, der Selbstregulierung und Regenerierung. Es mag verwirrend sein, daß eine Heilung von Blase, Prostata und Hoden über diesen Umweg erfolgen muß und nicht durch den direkten Kontakt dieser Organe mit dem Urin möglich ist. Erst im Mund wird er zum Heilmittel – z. B. für die Blase, weil er dort als körperfremd empfunden wird, in ihr aber als nicht therapierendes Körpereigenes verbleibt. Neben der Reizfunktion des Urins kommen auch die in ihm enthaltenen Wirkstoffe zum Tragen.

2 Die Harndiagnose

Der Urin ist ein Spiegelbild des Körpers. Folglich kann der Betrachter, wenn er ihn richtig zu deuten weiß, mit seiner Hilfe Wissenswertes über den Körper in Erfahrung bringen. Schon die heilige Hildegard von Bingen erkannte: »Jeder Harn zeigt die Krankheit oder Gesundheit, weil aller Harn aus der Hefe (sinnbildlich für Stoffwechsel) des Körpers kommt.«

Der Einfluß von Licht, Bewegungen durch Stoßen und Schütteln, Wärme und Kälte verändern die Biochemie des Harns. Sogar elektromagnetische Felder beeinflussen den Urin. Dies macht deutlich, warum eine mit der Post verschickte Urinprobe für die klassische Harndiagnose nicht geeignet ist. Auch der selbst per Vorratsgefäß in die Praxis gebrachte Urin ist wegen möglicher Stoßbelastung, wegen Rüttelns und eventueller Wärmeeinwirkung mit Vorbehalt zu betrachten.

Benutzen Sie bei der Urinschau zu Hause ein farbloses, sauberes und trockenes Glasgefäß. Es muß mit klarem Wasser gereinigt werden, denn Geschirrspülmittel und andere chemische Reinigungsmittel beeinflussen die Urinstruktur so sehr, daß ein verläßlicher Harnbefund nicht möglich ist. Verwenden Sie also ein biologisches Spülmittel, notfalls auch Obstessig. Spülen Sie sorgfältig nach, und trocknen Sie das Glas am besten mit heißer Luft, um alle Rückstände vollständig daraus zu beseitigen.

Hinweise zur Urinbetrachtung

Für die Harndiagnostik sollte möglichst der frische, nicht transportierte Morgenurin verwendet werden. Das Betrachten des Urins muß im indirekten, durchscheinenden, blendfreien Licht erfolgen. Am besten ist dies vor einer hellen Milchglasscheibe möglich. Muß elektrisches Licht hinzugezogen werden, dann sollte es sich um eine Lichtquelle mit Tageslichtemission handeln. Direktes Sonnenlicht ist ungünstig. Für die Betrachtung des Bodensatzes kann eine Lupe erforderlich sein.

Der Harn sollte vor der Diagnose eine halbe Stunde stehen, dann kann er bis zu drei Stunden betrachtet werden. Das macht einen stufenweisen Urinbefund möglich, da sich schrittweise wechselnde Phänomene zeigen. Bei der Beschäftigung mit Urinfarbe, Bodensatz oder Schwebestoffen müssen außerdem die Stärke und Dauer der oft unterschiedlichen Farberscheinungen, die Intensität der Trübung und der Uringeruch beachtet werden. Es ist daran zu denken, daß Gewürze, Streßbelastung, Nahrung, Krankheit und Medikamente den natürlichen Urinbefund verändern können. Hierüber muß vorher durch die Befragung des Patienten Klarheit geschaffen werden. Es muß unterschieden werden, ob Urinbodensätze oder Konkremente vereinzelt oder massiv auftreten. Die Farbe sollte zunächst beim Frischurin mit Körpertemperatur beurteilt werden. Die grundsätzlichen Schwankungen je nach Konstitution, Geschlecht, Lebensalter und Temperament, Gesundheits- und Krankheitsstatus, Wetter- und Klimabelastungen und nach Jahreszeit sind zu beach-ten.

Nach Abschluß der Diagnose muß der Urin in die Toilette entsorgt werden, da ein Waschbecken unter dem Urin leiden könnte.

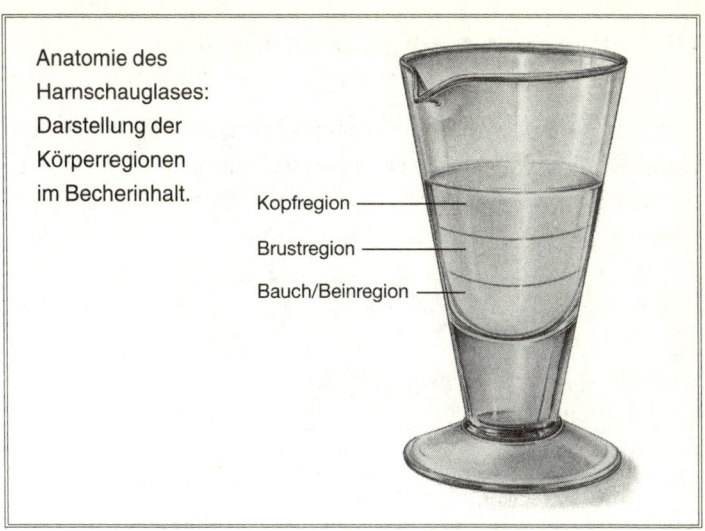

Anatomie des Harnschauglases: Darstellung der Körperregionen im Becherinhalt.

Kopfregion

Brustregion

Bauch/Beinregion

Spezifisches Gewicht und pH-Wert

Mit einem Refraktometer, welches in Fachgeschäften für Laborbedarf erhältlich ist, läßt sich das spezifische Gewicht des Urins bestimmen. Normalerweise liegt es bei 15 Grad Celsius zwischen 1,015 bis 1,022. Wer zu wenig trinkt, der sorgt dafür, daß sich das spezifische Gewicht seines Urins nach oben bis zu 1,040 hin verschiebt. Im umgekehrten Fall fällt es bis auf 1,001. Chronische Nierenleiden verändern das spezifische Gewicht ebenso wie die Einnahme von Medikamenten oder zusätzliche Belastung durch Streß.

Ein ausgeglichener Säure-Basen-Wert im Körper ist eine der Grundlagen der Gesundheit. Der pH-Wert des Urins kann mit Indikatorpapier aus der Apotheke bestimmt werden. Neutral ist Urin mit einem pH-Wert von 6,0 bis 6,4, als sauer gilt er bei Werten unter 6,0 und als basisch bei Werten über 6,4. Fieber, Diabetes, akute Nierenleiden und Schwitzen erhöhen den pH-Wert.

Grundlegende Diagnosephänomene

Die hier genannten Farben entsprechen grundsätzlich dem jeweiligen Lebensalter, der Jahreszeit oder der entsprechenden Konstitution und müssen daher in Relation zum vorgefundenen Farbton berücksichtigt werden.

	Angaben	Grundfarbe	mögliche Einfärbung/ Bodensatz
Lebensalter	0–10 Jahre	weiß mit Grünton	mit milchfarbener Einfärbung
	10–20 Jahre	vorherrschend weiß	gelb getönter, milchfarbener Urin
	20–30 Jahre	dunkelweißlich	Trübungstendenzen
	30–60 Jahre	weiches, harmonisches Weiß	Grundfarben, wirkt verwässert, Gelbeinschlag betont
	über 60 Jahre	graubetontes Weiß	Hinwendung zum Grauschimmer, Trübung
Jahreszeit	Winter	wäßriges Gelb/Weiß	Verfärbung hin zu einem helleren Farbton
	Frühling	abgetöntes Gelb	wäßrig mit spärlichem, fad weißem Bodensatz
	Sommer	betontes Gelb	mit weißlichem, krümeligem, spärlichem Bodensatz, Menge vermindert
	Herbst	aufgehelltes Gelb	mit kräftigem, weißlichem, trübem Bodensatz

	Angaben	Grundfarbe	mögliche Einfärbung/ Bodensatz
Konditionstyp	Sanguiniker	zitronenfarben, klarflüssig	Modalität leichter, dünnflüssiger, weißer Bodensatz
	Choleriker	zitronenfarben, kräftiger Gelbtouch, ohne Sediment	entfällt
	Melancholiker	zitronenfarben, dunkel, fahle Zitronenfarbe	trüb, schleimige Beimengungen
	Phlegmatiker	zitronenfarben, blasser Farbtyp	bodennebelartige Niederschläge
	Neurastheniker	zitronenfarben, wäßriger Touch	entfällt

Geschlecht: Männerurin ist relativ zum Frauenurin dunkler. Im Frauenurin sind Trübungen möglich, die jedoch physiologisch und nicht pathologisch sind.

Streß: Erzeugt eine farbintensive Rotprägung.

Depressionen: Erzeugen einen blassen Farbton mit großen Ablagerungen.

Speisen/Getränke: Stark gewürzte, anregende, schwerverdauliche Speisen wirken intensivierend auf die Grundfarbe und erzeugen einen Grünstich. Ein Gelbstich zeigt sich durch gelbfarbene Speisen. Rohkost macht wäßrig. Kalte Speisen und Getränke bewirken wasserfarbenen Urin.

Im Urin kann es zu kreis- und spiralförmigen Ablagerungen oder zu auffälligen kreis- und spiralförmigen Farbbetonungen an unterschiedlichen Stellen kommen. Achten Sie darauf, wo genau sich die Auffälligkeiten befinden.

Auffälligkeiten auf der Urinoberfläche: Durchblutungsstörungen generell bis hin zur Embolie und zu möglichen Infarkten.

Auffälligkeiten im oberen Drittel: Zuordnung zum Kopf.

Auffälligkeiten im mittleren Drittel: Zuordnung zu Herz und Lunge.

Auffälligkeiten im unteren Drittel: Zuordnung zum Bauchbereich.

Regenbogenfarbene Phänomene: Infarktgefahr; zu hoher Blutdruck.

Stahlfarben: Hinweis auf Verletzungen; nach Verletzungsmöglichkeiten forschen.

Gelbfarben: Hinweis auf psychosomatisches Geschehen; Depressionen, Angstzustände möglich; Krampfzustände.

Graufarben, betont: Depressionen.

Graufarbene, rissige Phänomene: zerebrale Störungen (Gehirnbezug).

Grünfarbene Phänomene: toxische Belastungen durch Stoffwechselgifte und Schlacken.

Rotfarbene Phänomene: Hinweis auf Leberbelastung.

Braunfarbene Phänomene: Milz und Bindegewebe belastet.

Dickflüssiger Urin: zu viele Feststoffe.

Farben

Sie geben Auskunft über körperliches, seelisches und geistiges Befinden und ermöglichen eine differenzierte Diagnose. Farben müssen bei frischem Urin abgelesen werden; am besten ist hierzu der Morgenurin geeignet. Zu langes Stehen über eine Stunde läßt den Urin nachdunkeln, und das natürliche Gesamtbild wird verfälscht. Trinkmenge, Medikamente, Krankheiten im Harnweg, Diät, Streßsituationen, Erkrankungen und ihre Dauer müssen im Sinne einer verläßlichen Diagnostik berücksichtigt werden. Die natürliche Harnfarbe ergibt sich aus der Stoffwechselsituation, gesteuert durch die Urochrome A und B.

Wasserklar: Schwäche des Blutsystems; Kreislaufschwäche; Hinweis auf Schwäche von Nieren und Milz; Störung des vegetativen Nervensystems; Hinweis auf Unausgeglichenheit zwischen Vagus und Sympatikus; mangelnde Belastbarkeit des Körpers; Schwäche, insbesondere auch auf geistiger und seelischer Ebene; Gefühlsstörungen; Konzentrationsschwierigkeiten; mangelnde Zielstrebigkeit. Heller bis wasserklarer Urin deutet auf Schwierigkeiten des Körpers im Sinne der traditionellen chinesischen Medizin hin. Hiernach sind Milz, Niere, aber auch die Leber energetisch gestört. Sie produzieren nicht genug Vitalkraft Qi. Qi ist der Energieträger des Blutes. Das Blut braucht Qi, um zirkulieren zu können. Speziell die Milz sorgt durch ihre Stoffwechselleistung und durch Transportenergie für die Herstellung von Blut und Qi. Im seelischen Bereich Neurasthenie, Hinweis auf künstlerische Begabung, Schwerpunkt sind geistige Tätigkeiten. Hinweis auf Konzeptlosigkeit, Schreck, Spasmen, Hysterie, mangelnde Zielsetzung, mangelnde Dynamik und Aktivität; zuviel Trinken, zu hoher Wasseranteil, Einnahme ausschwemmender Mittel, Nierenleiden, Lungenleiden.

Wasserklar mit schwebendem Gewölk: Neigung zu Kopf- und Herzschmerzen; mangelnde Kreislaufaktivität; mangelnde Regulation durch das vegetative Nervensystem; Magenprobleme; Mattigkeit durch mangelnde Energie; es mangelt im Denken und Fühlen; Herzbeschwerden.

Wasserklar mit kleinen Wollflocken, die wie vulkanischer Staub ausgestoßen werden: Hinweis auf Schwangerschaft.

Wasserklar mit wolkenförmigem Bodensatz, der als Staubbildung nach oben treibt: Hinweis auf Ausfluß der Frau.

Sparsam, wäßrig: Nierenleiden; bei Genesenden Hinweis auf mangelnde Ausleitung.

Reflektierend wäßrig: Verdauungsschwäche.

Wäßrigweiß, kristallfarben: mangelnde Ausscheidung von Säure; Hinweis auf rheumatisches Geschehen; Diabetes.

Blaß, weiß: Schwäche des Magens; Schwäche der Milz im Sinne mangelnder Transformation und Transportfunktion; Schwäche der Leber; Schwäche hinsichtlich Entschluß- und Entscheidungsfähigkeit; mangelnde körperliche Belastbarkeit; Schwäche der Verdauung; Mangel an Lebenswärme und Unternehmungslust; Blutarmut, Schwermut, Steinbildung.

Blaß, weiß, schleimige Beimengung: Filtrationsschwäche der Niere mit Gewebeverquellungen durch Flüssigkeitseinlagerung; Mattigkeit.

Blaß, weiß mit Grünelementen: mangelnder Appetit; viel Durst; Neigung zu Ödemen; Neigung zu Fettsucht; Bewegungsabneigung; Krampfzustände im Gefäß- und Muskelsystem.

Blaß, weiß mit bleifarbenen Beimengungen: Ausscheidungsschwäche mit dadurch bedingten Schwindelgefühlen.

Milchig, trüb: Gichtbelastung.

Weißtönung: vor Fieber, zeigt schwerwiegendes Krankheitsgeschehen an; Mangel an Lebenswärme und Unternehmungslust; mangelnde Dynamik des Wasserhaushaltes; Hinweis auf Anämien, Verunreinigungen, Katarrh.

Weiß: Allgemein Abnahme der Lebenskraft; es fehlt an Lebenswärme; Hinweis auf Alterungszustände; bei Erkrankungen schlechte Prognose; Hinweis auf »fiebrigen Zustand«; möglicherweise auch Fieber, das nicht mit dem Thermometer meßbar ist und nur Überhitzung angibt.

Körper: Hinweis auf Dyskrasie; fehlerhafte Zusammensetzung der Körpersäfte wie Blut und Lymphe; Hinweis auf Verstopfung, Milzschwäche, Blässe, Lebererkrankung und Entzündungen.

Seele: Der Patient ist sauer, verbittert, unlustig.

Deutlich weiß: Stoffwechselschwäche der Leber.

Klar weiß mit weißsandigem Bodensatz: Herzbeschwerden; Kopf- und Rückenschmerzen; Mattigkeit durch mangelnde Kreislaufbelastung und Entgiftungstätigkeit der Organe.

Weiß, wäßrig: Möglichkeiten der Blutleere; Anämie; Mangel an Qi und Blut.

Weiß, schleimig: Hinweis auf mangelnde Ausscheidung von Flüssigkeit und dadurch »Verwässerung des Körpers« bis hin zu Ödemen.

Weiß, schleimig, mit gelben Schlieren: Nierenentzündung; mangelnde Nierenfunktion.

Weiß mit milchiger Trübung und weißem Bodensatz: oft Hinweis auf Kalium- und Kalziumausfall über Phosphatreaktionen; Hinweis auf Verlust wichtiger Mineralstoffe; durch Leukozyten auch Hinweis auf Entzündungen.

Weiß mit grauen Kreisen: mangelnde Ausscheidung von Flüssigkeiten im qualitativen und quantitativen Sinne, daraus entstehen Schwindelgefühle; Hinweis auf Spasmen im Gehirn; Konzentrationsstörungen.

Weiß mit grünen Kreisen, nebelförmige, schneeflockenartige Schwebsubstanzen: Hinweis auf Spasmen im Gehirn; Hinweis auf Überaktivität.

Weißgrau: Neigung zu Nieren- und Gallensteinen; der Patient frißt Probleme und Gefühle in sich hinein, und sie verhärten sich.

Weißgrau und weißroter Bodensatz: Nierensteine.

Weißgrauer und weißer Bodensatz: Blasensteine.

Grau mit ziegelfarbigem Bodensatz: Appetitlosigkeit; Körperschwäche; Angina pectoris; Benommenheit.

Weißgelblich mit schwarzsandigem Bodensatz: Hinweis auf Störung im Hals-/Nasen-/Ohrenbereich; Lungenerkrankungen.

Weißgrün, sehr fade Farben: Schwäche des Magens; nervöse Störungen; Leberstörungen; Kraftlosigkeit; mangelnder Appetit.

Weißgrün mit wolkigem, grauem Bodensatz: Gebärmutterentzündungen; Entzündungen auch sonst im gynäkologischen Bereich; Rückenschmerzen; Herzschmerzen.

Weißgrün mit wolkigem, sandigem Bodensatz: Hinweis auf Erkrankungen im Oberbauch (Leber, Galle, Magen); Pilzbefall; Nahrungsmittelunverträglichkeit; cholerisch bedingte Kopf- und Herzschmerzen.

Gelb im ausgeglichenen Zustand: Hinweis auf gute Kondition, auf gute Gesundheit.

Körper: Hinweis auf Dominanz der Leber; mit Grautouch, Hinweis auf Trägheit im Leberbereich; goldgelb, Hinweis auf Milzbezug; ein Zitronengelb weist auf harmonisches Zusammenwirken von Milz, Leber und Nieren hin; Hinweis auf Fleischnahrung.

Seele: Der Patient lebt emotional, weiß aber über den Geist realitätsbezogen zu reagieren; versagt in diesem Zusammenhang die Leber, dann überwiegt das Emotionale und führt zu entsprechenden Komplikationen.

Geist: Der Verstand ist die bestimmende Kraft; wenn seine Dominanz zu stark wird, dann kann dies zu Egoismus und zu Starrsinn führen.

Gelb mit kristallinen Bestandteilen: Harnsäurestörung.

Kräftiges, dickflüssiges Gelb: erhöhter Blutdruck durch erhöhte Viskosität des Blutes.

Kräftiges Gelb mit dunkler Oberfläche: chronisches Lungenleiden.

Gelb mit bleichem, flachem oder grünem Schaum: Leber-/Gallestörung.

Blaßgelb, klar: Neigung zu Bronchitis.

Blaßgelb mit ziegelfarbenem Bodensatz und schwarzfleckigen Einlagerungen: Herzbeschwerden; nervöses Lungenleiden; Lungenspasmen; Hinweis auf Allergien; Pilzbelastung im Bereich der Allergie. Dysbakterie; Hinweis auf Pilzbelastungen und auf mangelnde Enzymproduktion; die Verdauungsbakterien sind nicht im Gleichgewicht.

Trübgelb, zähflüssig mit starken wolkigen Einlagerungen: Kältezustand des Magens; Magendrücken und Völlegefühl; Mundgeruch.

Trübgelb, dick mit Ziegelmehltouch und weißem Gewölk: Magenentzündungen; Mattigkeit der Glieder; Kopfschmerzen; Völlegefühl; Hinweis auf Milzschwäche.

Gelb bis Zitronengelb, ohne Einlagerung: ausgeglichene Gesundheit.

Strohgelb, permanent: chronische Nierenschwäche.

Klares Goldgelb mit schmutziger Oberfläche: toxische Lungenbelastung durch Ungleichgewicht zwischen Niere und Lunge.

Goldgelb mit weißen Bodenwölkchen: mangelnde Entgiftung durch die Leber.

Goldgelb mit weißkörnigem Bodensatz: Engegefühl in der Brust; Angina pectoris; Müdigkeit.

Goldgelb mit Grüntouch und Gewölk in unterschiedlichen Bereichen: Hals-/Nasen-/Ohrenbelastung; Bronchitis; zu eiweißhaltige Ernährung; Allergien und Pilzbefall; Benommenheit.

Safrangelb: Leberbezug.

Gelborange: Rheuma.

Dunkelgelb: Neigung zu Zorn; zu viel aufflackerndes »Leberfeuer«, welches das Herz angreift und es unruhig macht.

Gelbgrün: Störung im Gallenbereich; bitterer Geschmack; Kopfschmerzen; starker Appetit mit Neigung zum Überfressen.

Gelbgrün mit rötlichen, sandigen Schwebeteilchen: Regelstörungen; Rücken- und Gliederschmerzen; Schwäche und Herzschmerzen.

Braun: Genereller Hinweis auf die Leber; Entgiftungsstörungen; Entzündungen; Leberschrumpfung.

Körper und Seele zeigen Neigung zu Schwerfälligkeit bis Depression; Genußsucht.

Patient ist eher ein handwerklich veranlagter Praktiker.

Braun, zähflüssiger Urin: mangelnde Entgiftung; Blähbauch; Störung der Gallenfunktion.

Braun, hellbraun: mangelnde Blutspeicherung; Neigung zu Aderstau; mangelnde Leberentgiftung.

Braun mit dunklem Bodensatz: Neigung zu Embolien; Blutgerinnungsstörungen.

Braun mit ziegelmehlartigem Bodensatz, Fäden im Urin: Pilzbefall; Nahrungsmittelunverträglichkeit.

Braun mit unterschiedlicher Tönung: Hinweis auf Genuß; Alkohol; Fettabusus.

Braun, dunkelbierfarben: Störung Gallefluß; Bilirubinstörung; Entzündungstendenz.

Braun mit Roteinfärbung: hier gelten die unter *Rot* angegebenen Phänomene.

Braun mit Gelbeinschlag: Schwäche von Leber- und Bauchspeicheldrüsenfunktion.

Rot: Genereller Hinweis auf innere Hitze; Wärmestaus können Entzündungen bedingen mit Folge von Austrocknung und Auszehrung; Hinweis auf lange bestehende Erkrankung; Hinweis auf Störung der Gallenfunktion. Rötung ist auch möglich durch Genuß von roten Rüben, Vitamin B12, durch bestimmte Medikamente oder die Ausscheidung von Blut.

Körper: Leber-, Nieren-, Gallebezug.

Geist: Schwermut, Depression, Unlust, Interesselosigkeit.

Seele: mangelnde Zielsetzung; Gefühle nicht unter Kontrolle; unordentliche Lebensführung. Blockade der Gallengänge durch Krämpfe; Gallenleiden und Gallensteine; Hinweis auf Blutharn; Säureüberschuß; Rheuma.

Rot, zähflüssig mit Schaum: Suchtgefahr; Abhängigkeit von Genußmitteln wie Kaffee, Zigaretten und v. a. Alkohol; Belastung von Leber, Lunge und Niere; Patient ist ein Genießertyp und abhängig von den Freuden des Lebens.

Rot, dickflüssig: toxische Belastung der Leber und der Nieren; innere Hitze und Schleim; Herzbeschwerden.

Rot, sparsam: Herzbeschwerden.

Rot, fließend, stinkend: Neigung zur Steinbildung in Blase, Niere, Galle, Bauchspeicheldrüse.

Rot, trüb, dick: Harnsäure.

Rot mit Trübung, undurchsichtig: Hinweis auf bösartige Leiden; Auftreten von Kopfschmerzen; Diabetes möglich; chronische Leberkrankheiten; Zerschlagenheit und Schwäche; Bauchwasser.

Rot, trüb, mit rotgelbem, ziegelmehlartigem Bodensatz: schlechte Verdauung; Konzentrationsstörungen; Schwäche der Leber.

Rot, trüb, mit grünlichen Einlagerungen und schwarzkernigem Bodensatz: Leberschwäche; der Patient ist ein Lebertyp, der um sein Selbst ringt und Körperliches genießt; Hierdurch bedingt Herz- und Kopfschmerzen; Herz- und Kopfschmerzen auch durch Gefäßspasmen; Ständige Zerschlagenheit durch Uneinssein mit sich selbst und durch mangelnde Entgiftungstätigkeit der Leber.

Rot, wird nach Stehen bleifarben: Hinweis auf bösartige Erkrankungen; Lungenbelastung durch Überforderung von auszuleitenden inneren Giften.

Rot mit schwarzen Elementen: Hinweis auf innere Hitze, insbesondere aus der Leber; ungünstige Prognose der Erkrankung; starke Störungen im Feuer; Wasserhaushalt des Körpers wird ausgezehrt.

Betont rot, offene Kreise, dickflüssig: ungünstige Prognose der Erkrankung.

Betont rot, offene Kreise, dickflüssig, Bodensatz: schlechte Krankheitsprognose.

Rosenrot: bösartiger Katarrh.

Dunkelrot, ohne Einlagerungen: Benommenheit; Funktionsschwäche von Herz, Darm, Leber; mögliche Folgen: Verstopfung und Zerschlagenheit.

Dunkelrot, teilweise weiße Einlagerungen, schleimiger Bodensatz: Leberschwäche, daraus resultierend Magenschmerzen; Neigung zu Arteriosklerose.

Dunkelrot mit weißem Schaum: Hinweis auf Hitzigkeit; nervöser Magen; Mattigkeit; mangelnder Appetit; Gallenerkrankung.

Dunkelrot, zerfetzter, schleimiger, weißer, zäher Bodensatz: Schwäche von Kreislauf, Leber und Magen; Gliederschmerzen durch Stoffwechselschlacken und Entzündungen, besonders bei Kindern.

Rotgelb mit flügelähnlichen Schwebkörpern: Herz- und Lungenstörung; Mattigkeit.

Rotgelb, dick: Zeichen für Migräne; Herzschmerzen durch vegetative Störungen; Bronchitis; Unterleibsentzündungen, besonders Gebärmutter.

Rotgelb, dick, oft mit sandigem Bodensatz: Bodensatz weist auf Schwindel und Gliederschwere hin; Mattigkeit; Entzündung von Organen.

Rotgelb mit zähflüssigem Bodensatz: Appetitstörung; Dysbakterie; Hinweis auf Pilzbefall.

Rotorange: entsteht nach Einnahme von phenacopyredinhal-
tigen Medikamenten.

Rot, vermischt mit Schwarz: Hinweis auf eine vergangene,
aber nicht ausgeheilte Lebererkrankung; kann bis zur Le-
berzirrhose gehen.

Wird rot nach langem Stehen: Hinweis auf Nierenleiden; Hinweis auf Rücken- und Lendenschmerzen.

Braun mit Tendenz zu Rot und Schwarz: Hinweis auf Urobilin
und Bilirubin. Hier liegt ein ernstes Krankheitsgeschehen
vor, das unbedingt durch einen Arzt abgeklärt werden
muß.

Grün: Hinweis auf Kreislaufschwäche und Schwäche der
Nierenvitalkraft; möglicherweise Knochendestruktionen;
Hinweis auf mangelnde Potenz und Frigidität; Hinweis auf
Rückenschmerzen.

Körper: Schwäche von Milz, Leber, Magen und Herz liegt
vor; die Organe sind energetisch und physisch nicht im
Gleichgewicht; Tendenz zur Strukturschwäche.

Seele: Hinweis auf Introvertiertheit, die Person macht alles
innerlich mit sich ab, kann nichts hinaustragen.

Geist: Mangel an Kommunikation, Aktivität, Dynamik,
Struktur, Extrovertiertheit. Hinweis auf Nervenspannungen;
Mangel an Säureausleitung mit Folge von psychovegetati-
ven Störungen sowie unspezifischen Schmerzzuständen.

Grün, aber in unterschiedlichen Grüntönen: Stauungen im
Beckenbereich; Leberstörungen; Regelschmerzen; Venen-
erkrankungen; Hämorrhoiden.

Grün bei Kindern: Hinweis auf Krampfneigungen; nervliche
Überreizung.

Grün, wird durch Stehen schwarz: Vitalität verliert sich durch

Aktivität; Vitalität gestört durch zu viel Aktivität und zu wenig Muße.

Grünweiß, wäßrig: beim Mann Nierenschwäche mit Hinweis auf Überreizung im Oberbauch; nervöse Magenschwäche; Gliederschwere; Mattigkeit.

Grünweiß, trüb: beim Mann Hinweis auf cholerisches Temperament; vegetativ bedingte Angina pectoris.

Grünweiß mit Bodenwolken: Herz-/Kreislaufbeschwerden; Gallenstörungen; Mattigkeit.

Grünweiß mit Sandkörnern in den Bodenwolken: Hinweis auf Zorn; emotionell geprägter Mensch.

Grünweiß, unterschiedlich schattiert, sandiger Bodensatz: Kraftlosigkeit; Gliederschmerzen.

Grüngelb mit mehrfach geteiltem Gewölk: Herzschwäche; Kopfdruck; Gliederschwere.

Schmutziges Grüngelb, auch mit weißen oder schwärzlichen Schwebeteilchen: Benommenheit; Konzentrationsschwäche; nervöser Typ; Herzbeschwerden; Völlegefühl und Blähbauch; bitterer Mundgeschmack; Nahrungsmittelunverträglichkeit; Pilzbefall.

Lindgrün mit schwarzfarbigen Schwebeteilchen: Atembeklemmungen; Schwermut.

Grünbetont: Magen-/Herzbeschwerden; Konzentrationsschwäche; Kopfschmerzen.

Grün, dickflüssig: Hinweis auf Schleim, Steinbildungstendenz, zu hoher Eiweißanteil.

Trübgrün, dickflüssig mit weißgrünem Bodensatz: Hinweis auf Stauungen im Gallenabfluß und auf reflektorische Magenstörungen.

Trübgrün, dickflüssig mit rötlichem Einsatz: Harnsäurebelastung.

Dunkelgrün mit grauen Wölkchen: Nierenschwäche.

Schmutziggrün, scheinbar dickflüssig, mit graugrünem Bo-

densatz: durch Emotionalität belasteter Gallen-/Magenbereich und entsprechende Beschwerden; wechselnder Appetit; Vorliebe für unverträgliche Speisen, die mit Heißhunger gegessen werden; Hinweis auf Nervosität, auf Allergien und Pilzbefall.

Trübes Bräunlichgrün: Verschleimung; Verstopfung.

Grüngrau, undurchsichtig: nervöse Angina pectoris; nervös bedingte Kopfschmerzen; Rücken-, Brust- und Seitenschmerzen oft durch Muskelverhärtungen. Diese Patienten sind Genießertypen bis hin zu Abhängigkeiten, Suchtgefährdung, Schwäche, Mattigkeit.

Schwarzgrünliche Färbung mit Gelbtouch: Hinweis auf Nieren-/Blasenerkrankung; Überwiegen der Wärmequantitäten und Schwinden der immer notwendigen Feuchtigkeit.

Schwarzgrün, stinkend: Mit Stoffwechselschlacken belastet, die sich biochemisch zersetzen; aggressiv.

Schwarzgrünlich mit Gelbtouch und fliegenförmigem Bodensatz durch Einzelkonkremente: Neigung zu Depressionen; Lungenerkrankungen; muß oft durchatmen, seufzt leicht; Druck auf der Brust; Kloß im Hals.

Schwarz mit Grünton: Hinweis auf gravierendes Krankheitsgeschehen; psychosomatische Störungen; Kopfschmerzen allgemein; Milzbelastung.

Blau: medikamentös bedingt nach der Einnahme von Desnuidtabletten zur Überprüfung der Magensäure; Steinkranke und Rheumatiker; Dyskrasien.

Schwarz: genereller Hinweis auf Entzündungszustände im Körper.

Körper: Entzündung der Organe aufgrund von »Innerem Feuer«; Neigung zu Hitzigkeit; cholerisches Auftreten; spontane, unüberlegte Reaktionen.

Seele: Unruhe; Benommenheit; Konzeptionslosigkeit.

Geist: Mattigkeit; mangelnde Dynamik; kann Dinge nicht überblicken; setzt alles in Bewegung und faßt nichts.

Schwarz, stinkend: Lungenentzündung; falsche Atemtechnik; zu viel Aktivität in der Lunge.

Schwarz mit braunroten Einlagerungen: Hinweis auf zu viel Aktivität im körperlichen, seelischen und geistigen Bereich.

Schwarz mit schwarzem Bodensatz: zu viel Feuer im Kopf; Reizungen im Gehirn bis hin zu Spasmen; Durchblutungsstörungen; aber auch Entzündungen bis Meningitis; Auflösung der Säfte.

Unten schwarz, nach oben klar werdend: bei Erkrankungen Hinweis auf eine schlechte Prognose.

Bleifarben: Schwächung der Lebenskraft; schlechte Prognose; mangelhafte Blut- und Lymphqualität; Hinweis auf Ödeme. Bleifarbener Urin ist dem Blei in der Naturheilkunde vergleichbar: Es führt zu Verhärtungen und zur Kristallisation.

Körper: Neigung zu Ödembildung; mangelhaftes Funktionieren des Abwehrsystems.

Seele: Der Patient schließt sich ab, er macht alles in sich und mit sich selbst ab; Oberflächlichkeit, Melancholie, Hypochondrie.

Geist: Egoismus, Trägheit.

Bleifarben (verstärkt im oberen Drittel): Hirnreizungen.

Bleifarben mit Bläschen (im mittleren Drittel): Lungenbelastung durch Nierenschwäche.

Bleifarben mit kristallinen, jedoch fettig wirkenden Körnchen: fortgeschrittene, geschwächte Vitalität.

Bleifarben mit Bläschen und Körnchen: Hinweis auf Atmungsstörungen; Sauerstoffmangel.

Bleifarben mit festgeformten Schwebeteilchen: Gliederschmerzen durch Nierenschwäche.

Bleifarben mit Schwarz und Grün vermischt: Hinweis auf Schwäche des Stoffwechsels; Cholesterinwerte sind oft erhöht; ebenso die Harnsäure.

Bleifarben nach Stehen: Neigung zu Aufgeschwemmtheit.

Gerüche

Nach Ammoniak (bei frischem Urin): Hinweis auf Stoffwechsel- und Verdauungsstörungen; zu hoher Eiweißgehalt der Nahrung.

Nach Ammoniak (bei altem Urin): normal, bedingt durch biochemische Umsetzung.

Nach Azeton: Verdacht auf Diabetes.

Nach Schwefel: Prostataleiden.

Nach Veilchen: Belastung mit Abbauprodukten aus Entzündungen, Stoffwechselschlacken; Erkrankung innerer Organe, Schleimhautreizungen und Entzündungen.

Wie Tierurin, übelriechend: stark eiweißhaltige Ernährung; Trinkmenge zu gering; Harnstoff zu hoch; Greisenharn; Krankheitshinweis.

Nach Katzenurin: Hauterkrankungen; Hinweis auf Entgiftung über die Haut; Hinweis auf fehlende Knochenstabilität.

Wie Pferdeurin, süß, mild: Diabetes.

Nach Rinderurin: Anschoppung; Blutstockung.

Aufdringlich (Urin rotfarben): Leberbelastung.

Aufdringlich (Urin von stechend roter Farbe): Nierenerkrankungen; wenn sehr stechend, dann Hinweis auf Leberschwäche; oft verbunden mit Gliederschmerzen.

Aufdringlich (Urin rot mit Gelbeinschlag): ernsthafte Allgemeinerkrankung.

Beißend: Eiweißverschlackung; Nahrungsmittelallergie; Unverträglichkeit von Medikamenten und Nahrungsmitteln.

Beißend (trüber Urin mit Fäden darin): Magenerkrankung; Unstimmigkeit der Magensäure; Neigung zu Anämie.

Ekelhaft, penetrant, faulig (nach längerem Stehen): Hinweis auf biochemische Zersetzung; an fermentative Schwächen des Verdauungssystems denken; Nierenentzündung.

Ekelhaft, penetrant, faulig (bei frischem Urin): Hinweis auf Dysbakterie des Darmes; Hinweis auf Pilzbelastung; Entzündungen im Körper.

Faulig, mit erdigem Einschlag (Urin mit blutigem Touch): Bindegewebsschwäche.

Penetrant, beißend (Urin mit weißem Bodensatz): Nierenerkrankungen.

Penetrant, mit erdigem Einschlag: Knochenzersetzung.

Sauer: Störung des Kalziumhaushalts; Knochen weich.

Stechend: Säurebelastung; Belastungen mit Schlacken; mangelnde Entgiftung.

Steinig: Hinweis auf Pilzbefall.

Süßlich, zersetzend: Allergien.

Weich, angenehm: ausgeglichenes Stoffwechselgeschehen; Hinweis auf pH-Wert im basischen Bereich.

Widerlich stinkend, aber fade: Schleim-, Eiterbelastung; Steinbildung; Gicht.

Zersetzend (Urin mit dunkelfarbigen Einlagerungen): ernsthafte Erkrankung.

Schaum

Partieller oder zusammenhängender Schaum weist generell hin auf Unruhe sowie auf Spasmen, Schleimhautreizungen, Entzündungszustände, Veränderungen im Verdauungssystem, auf allergische Zustände und Unverträglichkeiten.

Der Schaum kann von unterschiedlicher Färbung sein. In der Regel wird er auf der Urinoberfläche zu finden sein. An der Peripherie hat er Zuordnung zum Körperumfang. Im Bauch-

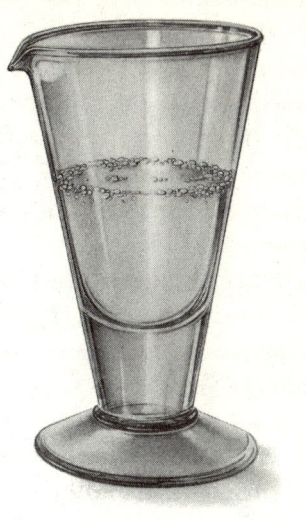

Schaum auf der Oberfläche
des Urins: Durchblutungs-
störungen im Kopf

gebiet macht er Aussagen zum Dickdarmbereich bzw. zu den
Nieren, während zentralwärts mehr Lunge oder Dünndarm
betroffen sind.

Schaumbildung kann auch in Arealen innerhalb des Urins
auftreten und ist dann den jeweiligen Bereichen Kopf, Brust
oder Bauch zuzuordnen. Urinschaum ähnelt jenem, der bei
Gärungsvorgängen entsteht. Er verweist auf unvollständige
Stoffwechselvorgänge, bei denen es in der Folge zu Gift- und
Schlackenbildung kommt.

Grobblasig: allgemeiner Hinweis auf Zustände im Bauchraum.

Grob, diffus, teilweise vernetzt: Hinweis auf Verdauungsstörungen.

Starke Schaumbildung auf trübem Harn: zu starke innere
Schleimbildung.

Fein (im oberen Drittel): Zirkulationsstörung im Kopf.

Fein (im mittleren Drittel): Funktionsschwäche im Atembereich.

Fein (im unteren Drittel): Hinweis auf Störungen im Bereich von Nieren, Leber, Milz, Bauchspeicheldrüse und Magen.

Weiß: Hinweis auf Schleimhautveränderungen im Sinne von Reizung bis Entzündung, meist allergisch bedingt; vordergründig ist hier auch an Leber- und Herzstörungen zu denken.

Wasserhell: Rheumatismus.

Gelb: Hinweis auf Leberstörungen.

Maisgelb: entzündliche, degenerative Lebererkrankungen bis hin zur Fettleber.

Rötlich: Hinweis auf Nierenstörungen.

Grün, diffus: gestörte Gallenfunktion; Stauung in den Gallegängen der Leber (der Schaum ist oft diffus und bildet keine zusammenhängende Fläche).

Braun: Hinweis auf Milz-/Pankreasstörungen.

Grau, am Boden: hartnäckige Krankheit.

Bleifarben, am Boden: Verlust der Lebenswärme.

Schwarz: mangelhafte Entgiftung des Leber-/Gallenbereichs.

Schwarz, mit unterschiedlicher Blasenstärke: Neigung zu Depressionen durch begleitende Leber-/Gallestörungen. Nach der traditionellen chinesischen Medizin reguliert die Leber Milz und Bauchspeicheldrüse. Wenn Milz und Bauchspeicheldrüse nicht dazu in der Lage sind, genügend Energie zu liefern, dann kommt es zu einem Absinken in die Depression. Beides, Depression und Störung der Bauchspeicheldrüse, sind Ursachen für mögliche Verstopfung.

Schwarz, am Boden: Dysbakterie im Darm. Dies ist ein Ungleichgewicht zwischen den verschiedenen Anteilen der lebenswichtigen Bakterienkolonie im Darm und der begleitend notwendigen Enzyme. Gärungsvorgänge und möglicher Pilzbefall können die Folge sein.

Blasenbildung, Blasenringe, Blasenfelder

Blasen deuten auf Durchblutungsstörungen hin sowie auf Störungen in der Lymphzirkulation. Generell lassen sie auf Schwäche, Stauungen, Neigung zu Thrombosen und Lymphknotenschwellungen schließen. Die Farben der Wolken setzen sich immer von der Grundfarbe ab, eine gelbfarbene Wolke hat also ein anderes Gelb als der gelbfarbene Urin.

Erscheinen sie großblasig, bezieht sich dies auf die Venen, kleinblasig auf die Arterien. Blasenbildung findet sich ringförmig auf der Oberfläche und zwar an der Stelle, an der im Körper die venösen oder arteriellen Durchblutungsstörungen liegen. Z. B. finden sie sich am rechten Glasrand, wenn die Störungen im rechten Kopfbereich sind. Sinngemäß gilt dies auch für den mittleren und unteren Bereich im Glas.

Die Bläschen können auch breitere Bläschenfelder bilden. Die Diagnosen verändern sich in diesem Falle nicht.

Kleine Blasenfelder: Bezug zu den Arterien; Hinweis auf Arteriosklerose; frühe Warnung vor einem möglichen Schlaganfall.

Kleine Blasenfelder mit Kern: Hinweis auf Gedächtnisstörungen.

Große Blasenfelder: Hinweis auf das venöse System; Anzeichen für mögliche Venenentzündung mit Embolien; Hinweis auf Krampfadern und Hämorrhoiden. Achten Sie darauf, wo sich die Blasen bilden (vgl. Abb. S. 57). Als Grundleiden wird hier eine Schwäche des Magens angesehen, in deren Folge es zu gefäßdegenerativen Stoffwechselstörungen und zur Ablagerung von Stoffwechselschlacken kommt.

Große Blasenfelder mit Kern: Hinweis auf Konzentrationsstörungen.

Große, einzelne Blasenfelder: Hinweis auf vernetztes, komplexes Krankheitsgeschehen ernsterer Natur.

Große und kleine Blasenfelder: Hinweis auf Störung der Hautatmung; Sekretionsstörung der Schleimhaut.

Mit Schauminseln: Hinweis auf Lymphe, Lymphknotenschwellung und Lymphstauungen.

Im mittleren Drittel: läßt auf Magen-, Darm-, Milz- und Pankreasbezug schließen.

Mit eingelagerten Schwebeteilchen (zwischen den Blasen): Kontaktallergien im Magen-/Darmbereich, zurückzuführen auf Nahrungsmittel und Zusatzstoffe, aber auch auf Umweltbelastung.

In Form von wolkenähnlichen Zusammenballungen: Verweis auf Schleimhauterkrankungen im Sinne von Degeneration und Entzündung.

Wolkenbildung: Sie deutet auf Störungen des Eißweißstoffwechsels hin; auch Bezug zum Aminosäurenhaushalt; generell als Hinweis auf Allergiebelastung zu deuten.

Durchscheinend, weißlich (besonders im mittleren Drittel): gestörte Besiedlung mit physiologisch notwendigen Bakterien im Darmgebiet; Enzymstörung der Verdauungssäfte; Blähbauch, Verstopfung, Völlegefühl.

Durchscheinend, weißlich mit punktförmiger Verdickung: Gefühlsarmut; psychische Störungen.

Durchscheinend, weißlich mit punktförmiger Verdickung (besonders im oberen Drittel): Gefühlsarmut; psychogene Störungen wie Angst, Unruhe, Depressionen.

Weißlich, mit eingelagertem Grauschimmer (im mittleren Drittel): Störungen der Atemorgane; Schleimhautreizungen; Spasmen.

Weißlich, mit eingelagertem Grauschimmer, labil an unterschiedlichen Stellen der Urinsäule: Hinweis auf Infektionsanfälligkeit.

Gelbfarbene Wolken: Hinweis auf Milz/Pankreas.

Rötlichfarbene Wolken: Hinweis auf Nierenbeteiligung.

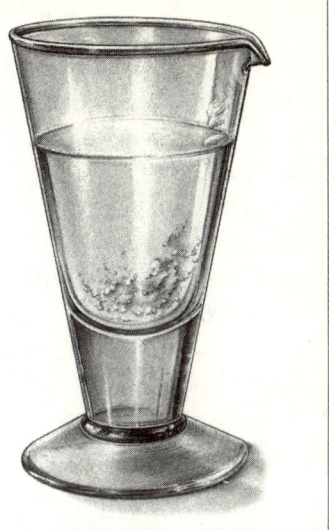

Wolken und Schneegestöber
im unteren Bereich des Urins:
Störungen in der Eiweiß-
umsetzung

Rotschimmernd: Blutstau; Hinweis auf »Hitze im Körper«; meßbares Fieber oder verdeckter schädlicher Zustand im Körper.

Grünfarbene Wolken: Hinweis auf Leberstörungen.

Große, grüne: Hinweis auf Entzündungen im Bauchraum. Entzündungen dieser Art sind oft auf Nahrungsmittelallergien oder -unverträglichkeiten zurückzuführen.

Nebelschwaden und Nebelflocken

Die Farbe von Nebelschwaden ist in der Regel weiß bis weiß-grau. Sie deuten allgemein auf eine geschwächte Vitalität hin.

Grauer, nebelförmiger Bodenbelag (an verschiedenen Stellen): chronische Erkrankung.

Dunkelgrau: ernsthafte, zehrende Erkrankung.

Schwarz: Hinweis auf eine Blockade des Magen-/Darmsystems; mangelnde Enzymbildung; Spasmen.

Bleifarben (im mittleren Drittel): Hinweis auf Schwäche des Atemsystems.

Weißlich dünn: Frigidität; Potenzschwäche.

Nebelflocken, ob einzeln oder in Gruppen auftretend, sind allgemein ein Hinweis auf Verschlackung bzw. mangelnde Entgiftung.

Im mittleren Drittel: chronische Krankheit blockiert Magen-/Darmsystem.

Im unteren Drittel: Nierenbezug.

Im oberen Drittel: Spannungszustände im Kopfbereich; Wahrnehmungsstörungen; Konzentrationsstörungen.

Ablagerungen und Schwebestoffe

Im allgemeinen sind diese weiß; es kommen jedoch auch andere Farben vor. Faserähnliche Ablagerungen und Schwebestoffe lassen auf degenerative Gewebeschäden schließen.

Rot, grün (im unteren Drittel): chronische, degenerative Nierenentzündungen sowie Entzündung der ableitenden Harnwege.

Haarförmig, fein bis grob oder gemischt: Nierenschwäche.

Grasflächenartig (vor allem im gelben Harn): Hinweis auf auszehrende Krankheiten; Auftreten bei Endzuständen.

Kreisförmig, spiral- und kreisförmig, spiralförmig gemischt (oft zusätzlich mit Bläscheneinlagerungen im oberen Drittel): Hinweis auf Funktionsstörungen des Gehirns.

Gemischt mit nebelartigen Schwaden (im unteren Drittel): Hinweis auf Magen-/Darmstörungen im Sinne einer generell mangelhaften Funktion. Es kommt zu Gärungs- und Blähungszuständen.

Wollfadenähnliche Gebilde (im unteren Drittel): Trinkmenge erhöhen, die Niere schwitzt mangels Wasserzuführung; Magenfermentstörung; dies läßt auf eine ungleichmäßige Verarbeitung der Nahrung schließen.

Wollfadenähnliche Gebilde (im mittleren Drittel): Verschleimung der Lunge.

Wollfadenähnliche Gebilde (im oberen Drittel): Spasmen in der Hirnregion; Müdigkeit; Kopfdruck.

Schneeflocken

Sie sind ein Hinweis auf Störungen des Eiweiß- und Zukkerstoffwechsels und mangelnde Entgiftung, auf Störungen des Aminosäuren-, Hormon- und des Neurotransmitterhaushalts.

Im oberen Drittel: Störung der Hirnfunktion bis hin zu Abbauprozessen.

Im mittleren Drittel: Hinweis auf Nierenstörungen, Störungen der Blase.

Im unteren Drittel: Hinweis auf den Blasenbereich; bei Frauen auch auf Gebärmutterentzündungen; degenerative Prozesse. Bei übelriechendem Harn Geschwür- und Steinbildung im Darm- und Blasenbereich möglich.

Massive, dichte Schneeflocken (im unteren Drittel): Ausfluß bei Mann und Frau.

Schlieren- und Streifenbildung

Schlieren und Streifen ziehen sich oft vom oberen bis zum unteren Bereich durch, sehen aus wie Weinranken, aber auch wie Schilfblätter oder sind manchmal sogar spiralförmig.

In ihrer grauen oder weißen Färbung sind sie ein Hinweis auf eine mögliche Pilzbelastung. Eine Schliere, die sich von unten nach oben durchzieht, weist auf einen Befall mit Pilzen im Darmbereich, aber auch in anderen Regionen wie aufsteigend zum Lungenbereich hin.

Pulverschwaden

Sie weisen auf blockierende, verfestigende, starr werdende Umwandlungsprozesse hin.

Im oberen Drittel: Blockade der Gehirndurchblutung; Kopfschmerzen.

Im mittleren Drittel: Lungenerkrankungen; Emphysen; Bronchitis; Asthma.

Im unteren Drittel: Verhärtung im Bein- und Lendenbereich; Ischialgien und Rückenschmerzen; unterschiedlich lokalisiert, Gicht, Rheuma, Muskelverhärtung.

Sandkörner

Sie weisen auf mangelnde Entgiftung hin, auf die Speicherung von Schlackenstoffen, die Verhärtung des Gewebes und der Muskulatur.

Im unteren Drittel: Verhärtung im Sinne von Nieren- und Blasensteinen; labil; Hinweis auf eine Dyskrasie; Anhäufung von belastenden Stoffen mit Stoffwechselstörungen; Neigung zu Rückenschmerzen durch Nierenschwäche. Große Körner deuten auf Milzbeschwerden hin; liegen sie auf dem Boden, dann verweisen sie auf Darmverstopfung durch Nierenschwäche.

Im oberen Drittel: Blutstauung im Kopf; Kopfschmerzen; Müdigkeit.

Im mittleren Drittel: mangelnde Vitalkapazität der Lunge.

Fladen

Sie sind ein genereller Hinweis auf eine Funktionsschwäche unterschiedlicher Organe. Es ist entscheidend, ob die Fladen im oberen, mittleren oder unteren Drittel auftreten.

Gelbfarben (im mittleren Bereich): Hinweis auf Leberbezug.

Rotfarben: Hinweis auf innere Hitze, mangelnden Austausch von Temperaturen im Körper; Nierenbezug (im oberen

Bereich); Verfestigungsprozesse im Kopf; Denk- und Wahrnehmungsprozesse beeinflußt; Konzentrationsstörungen.

Braunfarben (im mittleren Bereich): Milz-/Pankreasbezug.

Krankheitsbezogene Urinphänomene

Blut: Hinweis auf Stauungszustände und auf entzündliche Prozesse, insbesondere im Nieren-Blasen-Bereich. Es kann sich um sichtbar fein verteiltes Blut handeln, so daß der Urin rot aussieht, oder aber wie Blutklumpen. Die Ursache ist in jedem Falle klinisch abzuklären.

Eiter: Hinweis auf Entzündungsprozesse und Stauungen; meistens Auftreten von streifigen Erscheinungen. Riecht der Urin faulig und stechend und ist dies mit Flankenschmerzen verbunden, dann verweist dies auf eine Nierenerkrankung. Riecht der Urin trotz des Eiters normal, dann besteht eine Beziehung zur Blase.

Grießbildung: Hinweis auf eine Tendenz zu Nierensteinen; auf Diätfehler, insbesondere im Zusammenhang mit Überernährung, Feinkost, übermäßigem Würzen und zuviel Fett. Bei Grießbildung mit kompaktem und trübem Harn an Depressionen denken.

Fettschlieren: Bei adiposen Patienten Hinweis auf Genußsucht, Fettverbrauch; bei hageren Patienten weist dieses auf die schwindende Lebenskraft hin.

Ständig wechselnde Harnerscheinung, wechselnde biochemische Befunde: langwierige, schwerwiegende Erkrankungen mit ungünstiger Prognose.

Dickflüssiger Urin: zuviel Feststoffe; geringe Trinkmenge; zu hoher Eiweißanteil der Nahrung; Schleim im Körper; Verstopfung.

Urin und Fieber

In diesem Zusammenhang dient die Urinverfärbung als Warnhinweis. Ausgangsbasis ist wie immer der frische Urin.

Hell mit permanentem Fieber: schwerer Krankheitszustand.

Klar mit unterschiedlich auftretenden Fieberzuständen: Hinweis auf eine ernste Erkrankung; das Abwehrsystem hat Mühe, den Krankheitsprozeß zu kontrollieren.

Blaß: Hinweis auf fehlende Lebenskraft; Heilungsaussichten schlecht.

Wird blaß beim Stehen: ernsthafte Krankheitszustände; schlechte Heilungsaussichten.

Mit milchigen Einlagerungen und staubwolkenartigen Verfärbungen: Hinweis auf Endzustand.

Ein- oder mehrfarbige Kreiszeichen auf der Oberfläche: dem Kopf zuzuordnen; Hinweis auf Durchblutungsstörungen.

Gelb: Hinweis auf cholerische Veranlagung; mögliche Kopfbeschwerden; mangelnde Ausleitung von Stoffwechselschlacken.

Rot: Hinweis auf schwindende Lebenskraft; Heilungsaussichten sind noch möglich.

Rot, dickflüssig mit farnförmigen Gebilden: Hinweis auf Endzustand einer Krankheit.

Blutig mit rotgestreiften Fäden: Hinweis auf septische Prozesse; schwerwiegendes Krankheitsgeschehen mit versagendem Abwehrsystem.

Grün: Hinweis auf Krampfneigung.

Bleifarben: Hinweis auf Kopfblockaden mit der Neigung zu Melancholie.

Der Zwei-Minuten-Test

Neben der Beurteilung des frischen Urins gibt es eine weitere Methode, die sich gut zur Kontrolle eignet: Der Vergleich des frischen Urins mit jenem, der zwei Minuten lang aufgekocht wurde.

frischer Urin	gekochter Urin	Befund
wasserklar, leichte Schaumkrone, keine sichtbaren Urinbestandteile	Verschwinden der Schaumkrone, weitere Aufhellung	Asthmatiker mit Kortisongabe; Aufhellung des Urins hat mit Kortisongabe zu tun
wäßrig	milchig-weiß, grau	Blähbauch durch Nahrungsmittelallergie gegen Milch und Zukker
wäßrig, Oberfläche mit perlenartigen Schaumkronen besetzt	Zunahme des Gelbtons	Säure-Basen-Haushalt gestört
milchig trüb mit starker Schaumbildung, Bodensatz ziegelmehlartig	kräftige milchig-weiße Verfärbung, Zunahme der Konkremente	Gicht; rheumatische Beschwerden; Nierenschwäche; Autointoxikation durch wiederholte Antibiotikagabe z. B. wegen Stirnhöhlenentzündung, Bronchitis oder Magen-/ Darmstörungen
hellgelb	dunkelgelb, Einlagerung von Schwebestoffen	Blähbauch; Nahrungsmittelunverträglichkeit; massive Reizung der Schleimhäute

frischer Urin	gekochter Urin	Befund
hellgelb, ohne sichtbare Schwebestoffe	Farbe verblaßt	mangelhafte Funktion des Magen-/Darmsystems
hellgelb	Farbe wird dunkler	Ausscheidungsstörung über die Niere; eingeschränktes Leistungsvermögen
gelb, wäßrig	keine Veränderung	psychovegetative Störungen; Schlaflosigkeit; Angstzustände
gelb mit Trübung	gleiches Gelb, aber milchig verstärkte, kalkartige Färbung	Nierenschwäche
mittelgelb ohne Schaum und Schwebestoffe, farbbetont	kräftiges Gelb	Nierenschwäche; Neigung zu Bronchitis
mittelgelb, klar	grauweiße Trübung, teilweise mit Schwebestoffen	mangelhafte Nierenfunktion; Trübung ist bedingt durch mangelhafte Nierenleistung
gelbtrüb, stinkend	milchige Verfärbung, weißer Bodensatz	durch mangelhafte Magensaftbildung starke Fäulnisvorgänge im Darm; Belastung der Leber und der Bauchspeicheldrüse
hellgrün	wasserklar	rheumatische Belastung; Obstipation
grünlich-weiß	wasserklar	Infektionsanfälligkeit; Schwäche im Atemsystem

frischer Urin	gekochter Urin	Befund
gelbbraun, dunkelgelbe, ziegelähnliche Schwebestoffe	Intensivierung des Brauntons mit schwärzlicher Farbnuancierung, vermehrt braungelb, geballte Schwebestoffe	Eiweißunverträglichkeit mit Gärungsvorgängen, Blähbauch; Steuerungsvorgänge im Bauchbereich gestört; Nahrungsmittelallergie; Schleimhautreizung; dünnflüssiger wechselt mit festem Stuhl; Gärungszustand im Darm; Pilzbefall
dunkelbraun	Schwarzfärbung, zunehmend braun	mangelhafte Entgiftungsfunktion der Leber durch Leberzellenschäden; mangelhafter Gallenabfluß
dunkelbraun, graue ziegelartige Schwebestoffe, nebelartige Wolkenfelder	Dunkelfärbung mit Schwarztönung	Diabetes

Der Daumentest

In der Kinesiologie fordert der Behandler den Patienten auf, mit dem erhobenen Arm beziehungsweise mit dem angewinkelten Bein gegen den Druck seiner Hand Widerstand auszuüben. Während dieses Muskeltests legt der Behandler die andere Hand auf das Organ, dessen Funktion er prüfen will. Widersteht der Arm/das Bein des Patienten dem Druck gut, dann ist das Organ gesund, gibt der Arm/das Bein nach, dann ist das Organ erkrankt.

Warum ist das so? Der Muskel steht mit dem inneren Organ reflektorisch in Verbindung. Ist das Organ schwach, dann reagiert der Muskel entsprechend, und der Patient vermag dem Druck des Therapeuten nicht zu widerstehen. Die Schwächung des Organs muß dabei nicht unbedingt physischer Natur sein, sie kann auch durch eine negative Geisteshaltung, übermäßigen Streß oder andere ungünstige emotionale oder geistige Bedingungen hervorgerufen werden.

Mittels des kinesiologischen Muskeltests, in unserem Fall wird er am rechten oder linken Daumen vorgenommen, kann man also herausfinden, ob eine Störung vorliegt und welche Therapie dagegen die beste Wirkung zeigen wird. Die wichtigste Voraussetzung für den Test ist, daß Sie entspannt sind. Durch die Entspannung löst sich der Körper von verfälschenden Einflüssen, und die Störungen des biokybernetischen Körpersystems verschwinden. Anspannungen zeigen sich vorher durch unterschiedliche blockierende Muskelspannungen.

Setzen Sie sich hierzu auf einen Stuhl, Unter- und Oberschenkel befinden sich im rechten Winkel zueinander. Die Hände liegen mit den Handflächen nach oben auf den Oberschenkeln. Die Augen können Sie geschlossen oder auch offen halten. Sie sagen sich jetzt sinngemäß folgende Worte: »Ich bin ruhig und entspannt, alles, was mich bewegt, entfernt sich. In meinem Denken und Fühlen ist Frieden und Ruhe. All meine Muskeln sind in Harmonie miteinander. Alles in meinem Körper gibt sich so, wie es dem Zustand entspricht. Ich bin bereit, alles kommen zu lassen, wie es sich zeigt, alles anzunehmen, wie es sich verhält. Meine Füße, meine Beine, meine Hände, meine Arme werden ruhiger und ruhiger. Sie werden warm durch die bessere Durchblutung, ebenso der Bauch, der Oberkörper, Rücken, Nacken und Kopf. Ich fühle das Blut durch alle Gefäße fließen. Sehnen,

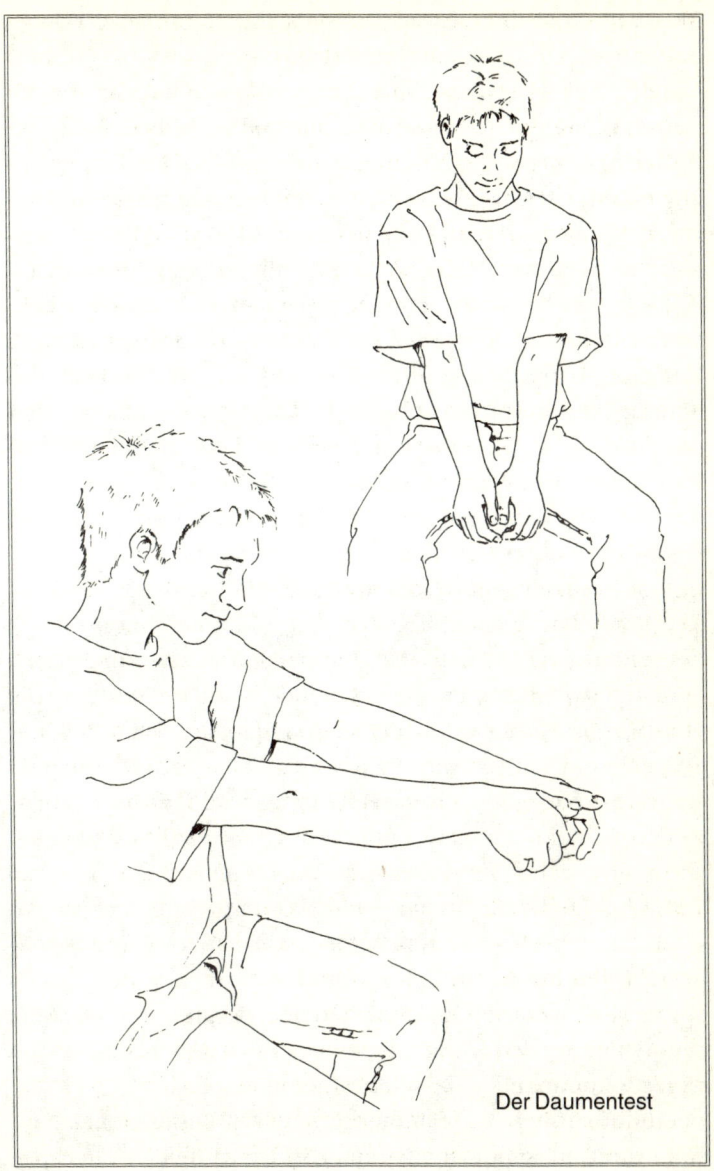

Der Daumentest

Muskeln und Gelenke entspannen sich. Ich bin jetzt frei von allen Lasten und offen für den Test.«

Um den Test zu machen, strecken Sie Ihre in Bauchnabelhöhe gehaltenen Arme vor und heben sie bis auf Brusthöhe an. Dabei sind die Zeige-, Mittel-, Ring- und kleinen Finger angewinkelt, aber die Daumen, die sich an den Innenseiten berühren, sind gestreckt. Schiebt sich ein Daumen beim Anheben der Arme vor, dann weist dies hin auf eine Störung auf der Seite des kürzeren Daumens. Weil angespannte Muskeln den Arm kürzen, muß auch der Daumen zurückweichen.

Vielleicht begegnen Sie dem Test anfangs mit Skepsis und einer gewissen Zurückhaltung. Es kommt vor, daß man sich mit dieser Haltung selbst blockiert und daher manchmal falsche Ergebnisse erhält. Lassen Sie sich dadurch nicht entmutigen. Nehmen Sie sich einfach vor, neutral zu sein und die Dinge so zu akzeptieren, wie sie sich zeigen.

Halten Sie jetzt einmal bei abgesenkten Armen locker und entspannt den linken und den rechten Daumen mit ihren Innenseiten aneinander, so daß Daumenspitze mit Daumenspitze gleich liegt. Bevor Sie dann den linken und rechten Arm bis etwa auf Brusthöhe anheben, stellen Sie, am besten laut, die Frage, deren Antwort Sie suchen bzw. Sie konzentrieren sich auf die Körperregion, über die Sie etwas in Erfahrung bringen wollen. Z. B. könnten Sie formulieren: »Dieser Test zeigt mir, ob meine Nieren ihrer Funktion entsprechend angemessen arbeiten.« Dabei stellen Sie sich das Organ vor, sind ganz entspannt und heben dann Ihre Arme langsam nach vorne bis auf Brusthöhe an. Ein Daumen wird sich vorstrecken, der andere kürzer sein, wenn das gewählte Organ gestört ist. Zur Kontrolle machen Sie den Daumentest noch ein zweites Mal. In der Regel bekommen Sie dasselbe Ergebnis.

Sie können mit dem Daumentest nicht nur das erkrankte Organ ermitteln, sondern auch nach der günstigsten Therapie fragen. Fragen Sie nacheinander die Behandlungsmethoden durch, die Sie für geeignet handeln, also z. B. Urintherapie, Cux-Therapie, Urinfasten oder Urintherapie in Verbindung mit Edelsteinen oder andere Zusätzen. Heben Sie für jede Methode einzeln die Arme an, und vergleichen Sie die Daumen. Bei einer der vorgeschlagenen Methoden werden Ihnen Ihre Daumen gleich lang erscheinen. Das ist die Therapie, die Sie anwenden sollten. Formulieren Sie Ihre Frage klar, und stellen Sie sie in entspannter Verfassung, dann wird Ihnen der Daumentest keine Antwort schuldig bleiben.

Nachdem Sie die Methode erfragt haben, finden Sie die genauen Mittel auf die gleiche Weise heraus. Lautete die Antwort auf die Frage nach der Therapie z. B. Urintherapie in Verbindung mit Edelsteinen, dann ermitteln Sie nun, welchen Stein Sie verwenden sollen. Wieder sind die gleichen Daumenlängen für Sie das Zeichen, daß Sie den richtigen Edelstein gefunden haben.

Sie können selbstverständlich den Test noch spezifizieren, indem Sie jetzt anfragen, wo, wann, wie lange und wie oft Sie den Edelstein auflegen sollen. Das gleiche Verfahren gilt auch für alle anderen Therapiearten und -mittel.

Wenn Sie Ihre Antwort bekommen haben, dann legen Sie eine Hand (Frauen die rechte, Männer die linke Hand) auf den Bauch unterhalb des Nabels. Sie stellen sich vor: »Hier sammle ich alle Kräfte und Aussagen, die ich durch den Test bekommen habe. Ich nutze sie jetzt maximal zur Behandlung meines Leidens.« Nun sind dort die Heilkräfte gesammelt und können vom Körper abgerufen werden. Damit ist dann der Test beendet, und die Tür zur Therapie geöffnet.

Im Prinzip können Sie mit dem Daumentest alles testen, angefangen von Ihren Einkäufen im Supermarkt bis hin zu einem möglichen Ziel an einem freien Nachmittag. Voraussetzung ist lediglich, daß Sie entspannt sind und Ihre Frage klar formulieren. Doch sollten Sie sich auch nicht zum Sklaven dieses Tests machen. Auch der Verstand sollte noch eine Chance haben. Der Test vermag uns etwas zu sagen, was der Verstand nicht wissen kann. Der Verstand bleibt aber dort die Kontrollinstanz, wo er die Sachlage erkennt.

Auch bei ungleicher Daumenstellung haben Sie die Möglichkeit, etwas für sich zu tun, indem Sie die Energie in Ihrem Körper unspezifisch regulieren. Dies erfolgt, indem Sie den Bereich um Ihren Bauchnabel behutsam beklopfen. Reiben Sie diesen Bereich auch immer wieder mit Urin ein, vor allem mit solchem, in dem sich Zusätze wie ätherische Öle oder Blütenessenzen befinden. Im Nabelbereich kommen zahlreiche Akupunkturmeridiane zusammen, dort befindet sich das Kraftzentrum, welches die Japaner Hara und die Chinesen Dantian nennen. Wenn Sie diese Lebenszentrale durch Klopfen aktivieren, ziehen Sie Energie an, gleichen Energie aus und sorgen allgemein für ihre verbesserte Zirkulation. Entsprechend wird auch der Energiefluß in den Meridianen verbessert. So regulieren Sie auch die Qualität der Nierenlebenskraft. Indem Sie das Qi in den Nieren stärken, verbessern Sie auch die Wirkung der Urintherapie.

3 Urin als Mittel zur Heilkunst

Heilkunst statt Heilmittel

Jahrelange Erfahrungen haben mich zu der Erkenntnis geführt, daß das Heilen mit Urin nicht nur eine erfolgversprechende Behandlungsmethode ist, sondern ein Weg, der sich auf unser Leben als Ganzes auswirkt.

In der Heilkunde geht es an einem bestimmten Punkt immer um die Anforderung, Vertrauen zwischen Therapeut und Patient mit exakter Diagnose und verantwortungsbewußter Therapie zu verbinden. Vertrauen, Diagnose und das Wissen um die Möglichkeiten der Therapie machen die Heilkunde zur Heilkunst. Ebenso wichtig sind Kreativität, die Liebe zur Sache und der Wunsch zu helfen. In der Heilkunst verbindet sich außerdem das Wissen durch den Verstand und mit dem intuitiven Fühlen des Herzens. Im Herzen wohnt die Liebe, ohne die nichts gelingen und keine Heilung erfolgen kann.

Wenn Diagnose und Therapie aus ganzheitlicher Sicht übereinstimmen, Patient und Behandler alle drei Ebenen von Körper, Geist und Seele berücksichtigen, die Ursache und die Krankheit selbst und ihr möglicher Verlauf erfaßt sind, dann mag die Behandlung erfolgreich sein, wenn Gott es so will. Um den Patienten zur Gesundheit zurückzuführen, muß die Therapie indikationsbezogen, individuell und ganzheitlich sein. All dies sind Voraussetzungen zu einer Heilung, die weit mehr ist, als das Beseitigen von Symptomen.

Krankheit ist kein Geschehen, das allein durch seine Symptome definiert werden darf. Sie sind nur ihr äußeres Erscheinungsbild. Das Verständnis von Krankheit muß von den Ursachen und von einer tiefen Wahrheitsebene ausgehen, bei der ganzheitlich Geist, Seele und Körper berücksichtigt werden.

Genesen heißt, daß der kranke Mensch zu seinem Mittelpunkt zurückfindet. Wer Heilung als etwas Selbstverständliches betrachtet, der will Gesundheit in Wahrheit mit dem Verstand erzwingen. Doch der Verstand steht für Grenzen, Analyse und Teilsicht. Körper, Geist und Seele müssen gemeinsam gesunden und zur Mitte zurückfinden. Erst dann ist Freigeben und Loslassen möglich. Diesen Weg jedoch muß der Patient allein beschreiten; der Therapeut kann immer nur ein Helfer dabei sein.

Diese ganzheitliche Sichtweise ist die Voraussetzung, um Urin als Heilmittel zu begreifen, ihn nicht mehr als Substrat zu sehen, sondern als heilig-heilenden Botschafter. Wenn Sie sich als Behandler im Heilungsprozeß als ganzheitlicher Mensch einbringen und aus Ihrem Inneren heraus handeln, dann sprechen Sie den Patienten ebenfalls in seiner Ganzheitlichkeit, in seinem Inneren an. Oberflächlichkeit kann nur Oberflächliches bewirken.

Im Herzen des Therapeuten müssen Wissen und Fühlen zusammenfinden. Allein die mit unterdrücktem Ekel zur Anwendung gebrachte Therapie bewirkt nichts Gutes. Man muß begreifen, daß ein Heilmittel nicht nur als Substanz, sondern vor allem als geistiges Phänomen heilt. Heilkunst heißt, über die vorhandenen Grenzen hinauszugehen.

Das folgende Beispiel wird der Theorie mehr Tiefe geben. Ein Patient hat ständig Beschwerden im Bauchraum. Er leidet unter schmerzhaften Blähungen, unter Spannungen und nach der Nahrungsaufnahme unter Unverträglichkeit. Urintherapie als symptomorientierte Methode würde in diesem Fall Umschläge und Urintrinken empfehlen, zu Einreibungen oder Klistieren raten. Mit diesen Heilmitteln hat man unter den gegebenen Umständen gute Erfahrungen gemacht. Urin als Heilkunst würde aber sowohl im Vorfeld als auch auf die Zukunft bezogen weiterdenken. Heilkunst fragt: »Woher kommen diese Beschwerden? Wie kann ich sie, auf die Zukunft bezogen, ausschließen oder mindern? Wer ist dieser Patient, wo steht er sich selbst im Weg?« Heilkunst sucht das Innere der Erkrankung mit den äußeren Lebensumständen des Patienten auszugleichen und die Krankheitszustände darin einzubinden.

In meinem Buch *Lebenssaft Urin* habe ich *Empfehlungen* abgegeben, wie Urintherapie z. B. durch Ernährungsumstellung noch wirkungsvoller gemacht werden kann. Bei einfachen und mittelschweren Krankheiten mag dies durchaus angehen. Aber die Heilkunst verlangt ein weit klareres Konzept, weil höhere Ziele angestrebt werden. Ordnende Elemente sind notwendig, um den chaotischen Schwingungszustand von schwereren Erkrankungen anzugehen. Krankheit ist immer ein ungeordnetes Schwingungsverhalten und muß durch das Ordnungsmuster einer höher frequentierten, geordneten Therapie wieder auf die Mitte einreguliert werden. Daher muß ich in diesem zweiten Buch, dessen Thema die Heilkunst mit Urin, die Urintherapie als Lebensweg ist, einen Schritt weiter gehen und die folgenden *Forderungen* stellen:

• *Ernährung* und *Lebensweise* sind von entscheidender Bedeutung. Wer ungesund ißt, zu wenig ruht und zu wenig Bewegung hat, darf sich nicht wundern, wenn dadurch Beschwerden entstehen. Krankheit hat immer etwas mit allgemeiner Schwäche, Schlacken- und Giftbelastung, mangelnder Abwehr und verminderter Kreislauftätigkeit zu tun.

- *Rauchen* verschlechtert die Durchblutung, mindert den Vitaminspiegel, ist krebsfördernd, schränkt Stoffwechselaktivitäten und biochemische Funktionen ein. Rauchen mindert die Möglichkeiten der Urintherapie und läßt sich mit Heilkunst nicht vereinbaren. Ich rate Ihnen dringend: Geben Sie es auf.

- Die Droge *Alkohol* verringert ebenfalls die Heilkraft des Urins. Gleiches gilt für *Kaffee* und *schwarzen Tee.* Beide sind nicht günstig für die Urinpotenz. Sie sollten Kaffee und Tee meiden und statt dessen entkoffeinierten Kaffee bzw. grünen Tee trinken. Ich will hier nicht als Feind aller Lebensfreuden auftreten. Rauchen, Kaffee und Tee machen Urintherapie zwar nicht gänzlich unmöglich, doch sie mindern grundsätzlich die Heilwirkung des Urins und schließen Heilkunst, wie ich sie verstehe, aus. Vor allem Alkohol ist, wenn er bewußtseinsverändernd wirkt, absolut unzulässig. Gestattet sind gelegentlich ein Glas trockener Rot- oder Weißwein bzw. ein Glas Bier. Seien Sie sich darüber im klaren, daß dies ein Kompromiß ist und daß absoluter Alkoholverzicht der Urinheilkunst am zuträglichsten wäre. Das sei an dieser Stelle ganz klar gesagt.

- Verzichten Sie bitte auch auf alle *kohlensäurehaltigen Getränke.* Trinken Sie stilles, klares Mineral- oder Quellwasser.

- Überprüfen Sie Ihre *Trinkmenge.* Bedenken Sie, daß Sie durch Urinieren, Kot und Schwitzen täglich ca. zweieinhalb Liter Flüssigkeit verlieren. Wenn Sie nicht genügend trinken, entsteht Flüssigkeitsmangel in Ihrem Körper. Der pH-Wert wird sauer. Der Urin stinkt und wird dunkel. Es sind zu viel Feststoffe in ihm enthalten. Der Körper sammelt Stoffwechselschlacken an, die mangels Flüssigkeit nicht ausgeleitet werden können. Das Bindegewebe verschlackt, die Zufuhr von Nährstoffen und der Abfluß von

Schlackenstoffen ist stark behindert. Die extrazelluläre Flüssigkeit schwindet oder ist von minderer Qualität. Was aber sollen Sie trinken? Heilende Getränke sind Kräutertees, Gemüsesäfte, Obstsäfte, kohlensäurefreie, stille Mineralwässer, Trinkwasser, welches osmotisch gereinigt wurde und der »grüne Trunk« (siehe hierzu das Kapitel über Ernährung).

- Sorgen Sie für einen *ausgewogenen Tagesablauf.* Aktivitäten und Ruhezeiten müssen sich in einem gesunden Verhältnis ergänzen. Einer Streßphase sollte eine Entspannungsphase folgen. Der Entspannung soll sich Aktivität anschließen. Tun Sie mittels Meditation, autogenem Training, Qi-Gong oder Yoga etwas für Ihre geistig-seelische Harmonisierung.

- Eine ausgewogene *Atemtechnik* erhöht die Effektivität der Urintherapie. Leider geben sich die meisten Menschen mit einer oberflächlichen Brustatmung und flachen Atemzügen zufrieden. Die richtige Atmung ist jedoch eine Kombination aus Brust- und Bauchatmung, bei der Brustkorb und Zwerchfell ausreichend gedehnt werden.

- Sorgen Sie für *warme Füße.* Wer unter kalten Füßen leidet, dessen Becken- und Nierendurchblutung funktioniert nicht ausreichend. Fußbäder sind ein einfaches und geeignetes Mittel, um hier Abhilfe zu schaffen.

Wir haben erkannt, daß Unkraut nichts vollkommen Unnützes ist, sondern ein wichtiger Bestandteil der ökologischen Kette. Statt es wie früher mit einem Riesenaufwand an chemischen Wirkstoffen zu vernichten, wird es heute sogar in vielen Städten gesammelt und zentral kompostiert. Auch auf unseren Urin können wir als stoffwechselausgleichendes Element und als Heilmittel nicht verzichten. Wir geben ihn nicht als etwas Unnützes ab, sondern um Raum zu schaffen für die Homöostase und für neue Flüssigkeit, die wir aufnehmen und verteilen müssen. Schon immer hatte Urin als Heilmittel seinen Platz in der Heilkunst. Wir müssen lediglich zulassen, daß er ihn wieder einnimmt.

Übersicht der Anwendungsarten

Bitte beachten: beim Urinentnehmen immer erst einen Teil des Urins ablaufen lassen, dann den Urin auffangen und vor Ablauf des Resturins mit dem Auffangen aufhören. Das ist der sogenannte Mittelstrahlurin. In der Regel bewährt sich die Urintherapie in Zeiten besonders starker Krankheitssymptome, wie sie z. B. während der Heuschnupfenperiode auftreten. Dann findet man ein besonders intensives Spiegelbild des krankhaften Geschehens im Urin und erzielt eine kräftige heilende Eigenharnwirkung.
Der Eigenurin kann auf vielfältige Weise angewendet werden. Anwendungsart und Anwendungsmodifikation wie Häufigkeit, Behandlungsdauer, Behandlungszwischenraum werden vom Ausmaß sowie der Art und Weise des jeweils zugrundeliegenden Leidens bestimmt. Sind allopathische Medikamente im Einsatz, sollte vor Beginn der Eigenharntherapie eine Abstimmung mit einem erfahrenen Therapeuten erfolgen, ob eine Absetzung oder Reduzierung oder Ersatz durch naturheilkundliche Präparate erfolgen kann. Negative Wirkungsverstärkung oder -veränderung ist speziell durch allopathische Mittel nicht auszuschließen; dies gilt ganz besonders für Kortison, Antibiotika und Psychopharmaka. Hierauf ist bei der Eigenharnbehandlung in Verbindung mit allopathischen Präparaten zu achten, Naturmedizin bereitet hier weit weniger Probleme.

Sehr ausführlich sind die Anwendungsarten in *Lebenssaft Urin* beschrieben. Hier noch einmal eine Übersicht:

Urininjektion

Dies ist in der Regel ausgebildeten Therapeuten zu überlassen, da die Voraussetzungen für die Notwendigkeit einer Injektion geprüft werden müssen. Es ist vor allem auch die Sterilisation des Urins zu klären. Hinweise hierzu finden sich in *Lebenssaft Urin*.

Urinfasten

Zu prüfen ist zunächst, ob Ihnen Fasten aufgrund Ihres Befindens und Ihrer inneren Einstellung zu empfehlen wäre. So muß das Prinzip der Freiwilligkeit gegeben sein. Es dürfen nicht Vorstellungen wie Abnehmen zwanghaft im Vordergrund stehen.

Urinfasten schließt durch das ständige Wiedertrinken des Urins eine permanente Entgiftung und Entschlackung des Urins ein. Dieser kann dann umgekehrt wieder intensiver den Körper insgesamt entschlacken. Da der Urin den Körper durch die in ihm enthaltenen Vitalstoffe ständig aufbaut, ist ein deutlicher Regenerationseffekt gegeben. Ich erinnere hier an Vitamine, Mineralstoffe und Hormone. So wirkt Urinfasten hierüber aufbauend und körperlich regenerierend. Auch der geistige Reinigungseffekt im Sinne von Läuterung und Bewußtseinserweiterung ist auffällig. Er erklärt sich durch den Gehalt des Urins an Nervenbotenstoffen und Hormonen. Dadurch treten beim Urinfasten weniger seelisch-körperliche Probleme auf.

Hinweise über Urinfasten, vor allem über die Fastenvorbereitung und das ungemein wichtige Fastenbrechen finden Sie im Buch *Lebenssaft Urin*.

Fastendiät

Es ist eine Alternative zum Urinfasten und wird in *Lebenssaft Urin* ausführlich beschrieben.

Urineinreibungen, vorzugsweise mit Morgenurin

Man unterscheidet zwischen:

1. Urineinreibung mit Frischurin,
2. Urineinreibung mit vorher erwärmtem Dreitage-Alturin,
3. Alturin (erwärmt) oder Frischurin mit Zusätzen wie Blütenauszügen, Zusätzen von ätherischen Ölen, Aquaromen, Kanne Brottrunk,
4. Basiseinreibung,
5. Einreibung mit Fremdurin (von anderen Menschen, vom Tier), Wirkungsweise über unterschiedliche Urinqualitäten (Morgenurin bevorzugt).

Wirkungsweise der unterschiedlichen Urinqualitäten:

1. Frischurin: Aufbautherapie, milde Wirkung.
2. Basiseinreibung: Grundtherapie, Einschleichtherapie, um den Körper in geschwächtem Zustand auf Urintherapie vorzubereiten; intermittierend bei Behandlungskrisen einzusetzen; entgiftend, energetisierend, schwingungsregulierend einzusetzen.
3. Urineinreibung mit Zusätzen: wirkungsstärkend, erfrischend, duftregulierend.
4. Alturin (immer erwärmt einzusetzen): verstärkt die Urinwirkung, vor allem auf psychosomatischer Ebene, stärkt das Abwehrsystem, harmonisiert die Gehirnfunktionen, regeneriert Haut und Haare.
5. Alturin mit Zusätzen: siehe Punkt 3.
6. Fremdurin: Fremdinformationen nutzen wie z. B. die Hormoninformationen des Urins schwangerer Frauen, die intensive Vitalqualität von Kinderurin, den Urin von Gesun-

den für Schwerkranke, Austausch von Partnerurin zur Regulation von Disharmonien.
7. Tierurin: besondere Qualitäten des Tierurins nutzen, die der Menschenurin nicht hat, z. B. das Cortison im Kuhurin.

Eingerieben wird:
1. bei Basiseinreibung an engbegrenzten Reflexzonen,
2. an bestimmten Körperteilen wie z. B. an Gelenken,
3. als Ganzkörpereinreibung.

Hinweise finden Sie ausführlich in *Lebenssaft Urin*. Die Einreibung kann, insbesondere wenn mit Zusätzen versehen, ohne Abduschen ganztägig verbleiben oder, wie beim Alturin, nach ca. 20 bis 30 Minuten mit klarem Wasser abgeduscht werden.

Kompressen
Sie dient der gezielten Anwendung im Beschwerdegebiet bzw. an den Reflexzonen, die Bezug zu inneren Organen haben. Man unterscheidet zwischen kühlenden Anwendungen (Kompressen) bei entzündlichen, überhitzten Prozessen und warmen Anwendungen bei degenerativen Krankheiten, z. B. Arthrosen. Man läßt die kühlenden Kompressen solange am Körper, bis sie warm werden, bzw. die warmen Kompressen, bis sie sich kühl anfühlen.

Gurgeln
Wirkung gegen Schmerz- und Entzündungszustände siehe Hinweise in *Lebenssaft Urin*.

Mundspülungen
Zur Zahn- und Mundpflege, gegen Entzündungen, siehe *Lebenssaft Urin*.

Klistiere

Anzuwenden als Entleerungsklistier, Bleibeklistier, Hinweise in *Lebenssaft Urin.*

Spülungen, Instillationen

Spülungen von Hohlräumen wie Mundbereich, Vaginalbereich, Wunden, Nasen-, Ohren- und Augenbereich, Instillationen bei Fisteln, siehe auch *Lebenssaft Urin.*

Urintrinken

Getrunken wird vornehmlich der Morgenurin, das heißt der nach 24 Uhr erstmals gelassene Urin, weil er am wirkungsvollsten ist. 30 Minuten vor und nach der Einnahme des Morgenurins sollte man zudem nichts essen bzw. nichts anderes trinken.

Alternativ dazu kann bei Verträglichkeit zusätzlich der Tagesurin ganz oder teilweise getrunken werden.

Zum Eingewöhnen kann man zunächst in ein Glas Saft einen Teelöffel Urin hinzugeben und nach und nach den Urinanteil erhöhen, bis kein Saft mehr nötig ist.

Homöopathische Urinaufbereitung

Hinweise zur Anfertigung finden Sie in *Lebenssaft Urin.* Homöopathisierter Urin wirkt ausgleichend bei Überreaktionen als Behandlungsfolgen. Er hat eine sehr sanfte, regulierende Wirkung, entgiftet, baut energetisch auf und eignet sich zur Vorbehandlung der Urintherapie sowie für Therapiepausen. Beachten Sie, daß Urinpotenzen bis zu D8 eine aufbauende Wirkung haben, höhere Potenzen, z. B. D15 und höher, einen entzündungshemmenden Effekt zeigen.

Ohrentropfen

Siehe *Lebenssaft Urin.*

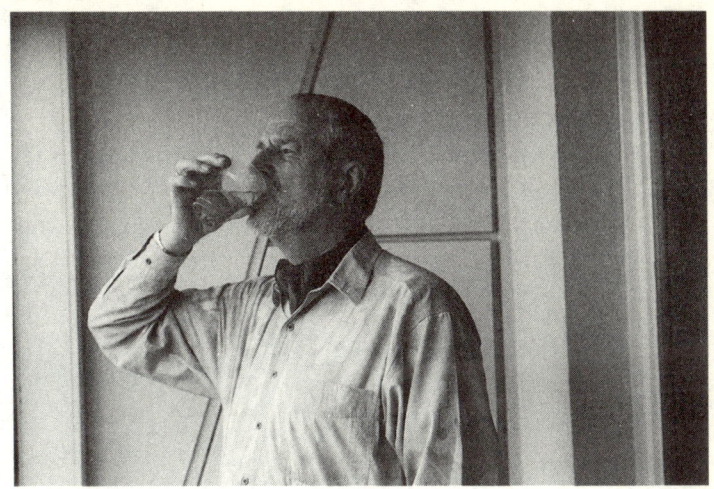
Trinken des Urins ist Basisbehandlung

Nasentropfen
Siehe *Lebenssaft Urin*.

Augentropfen
Siehe *Lebenssaft Urin*.

Salbe-Urin-Kombination
Siehe *Lebenssaft Urin*.

Haarpflege
Als Waschmittel oder als Packung werden Frischurin bzw.
Dreitagesurin verwendet. Das Ausspülen des Haares nach
dem Waschen mit Urin erfolgt nur mit klarem Wasser, nicht
mit Haarshampoo. Siehe Hinweise in *Lebenssaft Urin*.

Verbände mit Urin
Hinweise finden Sie im Buch *Lebenssaft Urin*.

Betupfen
Hinweise finden Sie im Buch *Lebenssaft Urin*.

Vaginaldusche
Bei allen Erkrankungen im Vaginalbereich sowie bei Blasenreizung und generell bei Organsenkung. Zweckmäßigerweise mit Irrigator (Genius-Versand, Münster) durchzuführen. Verwendet wird Frischurin mit Zusätzen, eventuell mit Wasserzufügung. Siehe Hinweise in *Lebenssaft Urin*.

Vollbad
Hinweise finden Sie in *Lebenssaft Urin*.

Ganzpackung
Hinweise finden Sie in *Lebenssaft Urin*.

Zahnpflege
Spülen Sie morgens 10 Minuten lang den Mundraum gründlich mit Urin und putzen Sie sich anschließend die Zähne. Urin stärkt den Zahnschmelz, reguliert das Säure-Basen-Verhältnis im Mund, verhindert Karies und Paradontose, stärkt generell Schleimhaut und Zahnfleisch.

Cux-Therapie
Siehe entsprechendes Kapitel in diesem Buch.

Ernährungsumstellung
Siehe Hinweise im Buch.

Bewegungstherapie
Die Chinesen sagen, daß bei einer Tür, die nicht mehr bewegt wird, die Türscharniere rosten und so zerfallen. Damit ist zum Thema alles im bildlichen Sinne gesagt. Roste nicht, bewege dich.

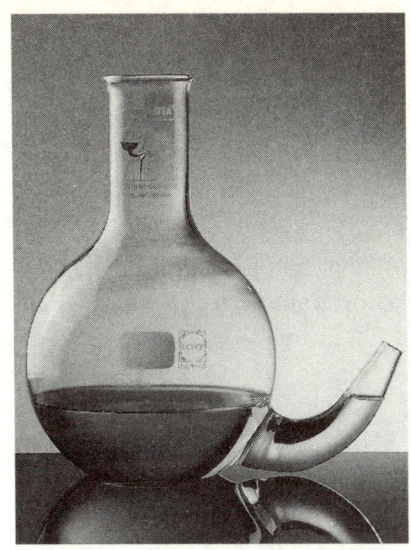
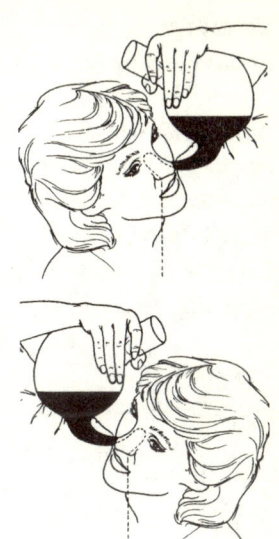

LOTA®-Nasendusche. Die Ausgießöffnung in ein Nasenloch einführen, den Kopf zur Seite neigen und die Wasserlösung in den Nasengang hineinlaufen lassen. Das Wasser fließt durch den Nasenkanal und läuft aus dem anderen Nasenloch wieder heraus. Den gleichen Vorgang mit dem anderen Nasenloch wiederholen. Wegen des Druckausgleichs ist es wichtig, daß der Mund während der Nasenspülung geöffnet bleibt.

Nasenspülungen allgemein

Mit spezieller Nasendusche. Verbesserung der Kopfdurchblutung, wirkungsvolle Behandlung akuter und chronischer Entzündungen im Nasennebenhöhlenbereich, Vorbeugung gegen Erkältung.

Brust-, Bauch- und Halswickel, Wickel allgemein

Kühlend gegen entzündliche Reize, wärmend gegen chronisch degenerative Prozesse. Wärmende Wickel läßt man liegen, bis die Wärme nachläßt, kühlende Wickel läßt man liegen, bis sie reaktiv warm werden.

Inhalationen
Siehe *Lebenssaft Urin*.

Autofokus
Siehe Hinweise im Buch.

Moxa-Therapie
Moxa-Therapie ist eine Wärmepunktur mit einer einzigartigen, mit keiner anderen Wärmequalität vergleichbaren Wärme aus einer glimmenden Heilkräuterzigarre, die *an*, nicht auf die Haut gehalten wird. Durch die Moxawärme erfolgt eine Schmerzlinderung, eine bessere Durchblutung, Entzündungsableitung, Ableitung von Säuren, Verstärkung der Körperabwehr, Regeneration, Stoffwechselaktivierung, Verbesserung der Viskosität des Blutes, Anregung der Blutbildung. Die Domäne der Moxa-Therapie ist die Behandlung von Gelenkabnutzung (Arthrose) sowie alle Knochenerkrankungen. So eignet sich Moxa zur Kombination mit Urintherapie, insbesondere bei der Behandlung von Arthrosen. Hinweise siehe mein Taschenbuch *Die Moxa-Therapie* (Goldmann).

Alturin oder Frischurin als Heilerdeauflage
Zur Wundbehandlung und vor allem bei Hauterkrankungen angezeigt. Auch bei Gelenkbeschwerden als Zusatztherapie empfehlenswert.

Gelenkwickel mit Dreitagesurin für die Nacht
Gelenkaufbauend, schmerzlindernd, durchblutungsfördernd, knochenregenerierend, entzündungswidrig.

Urinsitzbäder
Angezeigt bei allen entzündlichen Veränderungen im Bauch- und Genitalbereich.

Urintampons

Empfehlenswert bei Hämorrhoiden im Afterbereich, bei Nabel- und Bauchbeschwerden als Nabeltampon, im Vaginalbereich bei Entzündungen und Ausfluß.
Ein Wattetampon wird mit Urin getränkt, auf- bzw. eingelegt und beim nächsten Wasserlassen wieder erneuert.

Wundbehandlung mit Urin

Urinauflagen mit Mulltupfer sowie mehrmaliges tägliches Auswaschen der Wunde mit Urin fördert den Heilungsprozeß.

Eingedickter Urin

Urin wird in einem Gefäß im Wasserbad leicht erwärmt, so daß dabei nur ein behutsames Aufperlen von Bläschen erfolgt. Dadurch konzentrieren sich die Wirkstoffe im Urin, und machen den Urin erheblich wirksamer. Auf keinen Fall den Urin aufkochen.

Fuß- oder Finger-Alturinbad, warm, alternativ kalt

Unterstützend bei Gelenkbeschwerden, Nagelmykosen, Entzündungszuständen.

pH-Wert-Kontrolle, Urin, Speichel

Wichtiger Hinweis auf Säure- bzw. Basenbelastung und Stoffwechselleistung; wichtiger Indikator für die Gesundheit und die Krankheitsprognose (siehe Hinweis im Kapitel Ernährung).

Wärmflasche auflegen

Sie verstärkt den Wärmeeffekt bei wärmenden Urinauflagen.

Urin in kleinen Mengen
über den Tag verteilt trinken

Sehr sanfte, schonende Urinwirkung mit permanent sich potenzierender Wirkung, bei chronischen Krankheitszuständen empfehlenswert.

Urinklistier mit Kaffeezusatz

Hier ergänzen sich Urinwirkung mit der anregenden und durchblutungsfördernden Kaffeewirkung. Gute Erfahrung bei Potenz- und Leistungsschwäche.

Urinklistier mit Partnerurin

Es erfolgt wechselseitig ein Austausch von Informationen, die Folge daraus ist eine Harmonisierung der Partnerschaft und ein wachsendes Verständnis füreinander. Therapieverstärkung durch Zusatz von Blütenauszügen, Farben etc.

Räuchertherapie und Urinbetupfen
bei Warzen

Durch Antippen der Warzen mit der brennenden Seite eines beliebig gewählten Räucherstabes an mehreren Tagen hintereinander verschwindet die Warze. Nach der Räucherstabbehandlung verbindet man die Warze mit einem Urintupfer.

Augenspülung mit Urin

Empfehlenswert zur Augenstärkung und bei Augenerkrankungen. Verwenden Sie für die Spülung eine Augenbadewanne aus der Apotheke und den Mittelstrahlurin. Wenn der Morgenurin beißt, nehmen Sie den Tagesurin.

Wichtige Fragen zur Urintherapie

Für wen ist Urintherapie richtig?
Prinzipiell tut die Urintherapie jedem gut, sie muß lediglich an die Bedürfnisse des einzelnen angepaßt und richtig dosiert werden. Manche Beschwerden kann man mit Urintherapie ohne weiteres selbst bekämpfen. Bei anderen Erkrankungen sollte man sich von einem erfahrenen Praktiker zumindest beraten lassen. Schwerwiegende Erkrankungen gehören grundsätzlich in die Hände eines Arztes. Sie müssen wissen, was Sie behandeln. Gehen Sie kein Risiko ein!
Beginnen Sie bei der Behandlung von Krankheiten vorsichtig mit der Urintherapie. Fangen Sie immer mit der Basiseinreibung an (Gesicht, Hals, Nacken, hinter den Ohren, in den Ohrmuscheln, Fußsohlen, Handflächen, Arm- und Leistenbeugen). Nehmen Sie zunächst nur einmal am Tag einen Teelöffel Morgenurin zu sich, und speicheln Sie ihn vor dem Hinunterschlucken im Mund ein. Beobachten Sie sich als Patient. Kontrollieren Sie Ihr Befinden. Bei gleichbleibendem Befinden können Sie nach Ihrem eigenen intuitiv festgelegten Muster die Urinmenge von Tag zu Tag etwas steigern. Verschlimmern sich die Symptome Ihrer Beschwerden, dann machen Sie eine Behandlungspause von drei Tagen. Danach beginnen Sie erneut mit geringer Menge und steigern sich langsam. Auf diese Weise verschieben Sie allmählich die Verträglichkeitsgrenze. Muten Sie sich grundsätzlich nur kleine Schritte zu!

Wie verträgt sich Urintherapie mit Medikamenten?
Eingenommene Medikamente zerlegt der Körper in ihre Bestandteile und führt sie dorthin, wo sie gebraucht werden. Zum Teil werden sie jedoch über den Urin auch ausgeschie-

den. Es ist also möglich, bei einer Urintherapie Medikamentenbestandteile über den Urin erneut aufzunehmen. Dabei kann es zu Unverträglichkeitserscheinungen kommen. Allopathische, chemische Medikamente schließen Urintherapie manchmal gänzlich aus, doch dies kommt nur selten vor.

Bei schweren Erkrankungen wie Diabetes oder bei bestimmten Herzleiden ist es selbstverständlich undenkbar, die allopathischen Medikamente zugunsten der Urintherapie abzusetzen.

Wenn Sie also auf die Einnahme allopathischer Medikamente angewiesen sind, dann versuchen Sie, sich mit vorsichtigem Urintrinken in geringen Mengen und anderen Urinanwendungen an die Verträglichkeitsgrenze mit diesen Medikamenten heranzutasten. Fangen Sie zunächst mit einmal einem Teelöffel voll Morgenurin an, nachdem Sie den Körper zuvor eine Woche lang mit der Basiseinreibung und später mit Ganzkörpereinreibungen für Urin sensibilisiert haben. Treten Störungen auf, dann setzen Sie die Urintherapie drei Tage ab und fangen mit einer reduzierten Dosis wieder neu an.

Die folgenden Medikamente können in Kombination mit Urintherapie ein erhöhtes Risiko sein: Antibiotika, kortisonhaltige Präparate, Schmerzmittel und Psychopharmaka. Antibiotika, aber auch die übrigen Mittel, werden in der Regel nicht über einen längeren Zeitraum gegeben. Setzen Sie für die Dauer der Einnahme ganz mit der Urintherapie aus und warten dann noch weitere zwei Wochen. Erst dann fangen Sie wieder neu mit der Urintherapie an.

Versuchen Sie immer nur nach Rücksprache mit Ihrem Behandler, Medikamente zu reduzieren oder gar ganz abzusetzen.

Ist Urintherapie sinnvoll, wenn man zuviel Harnsäure hat, unter Pilz- und Bakterienbefall leidet oder an einem Virus erkrankt ist?

Grundsätzlich sind weder Bakterien, Pilze und Viren noch eine hohe Harnsäurebelastung ein Grund, um auf Urintherapie zu verzichten. Ist jedoch der Urin blutig bzw. eitrig oder liegt eine starke Entzündung im Urogenitalbereich vor, dann rate ich vorbeugend zum Absetzen der Urintherapie. Gleiches gilt während der Menstruation.

Denken Sie jedoch daran: Der Urin ist das Spiegelbild des Körpers. Gerade durch die in ihm enthaltenen Krankheitsmerkmale ruft der Urin den Körper dazu auf, sich speziell mit den erkrankten Organen auseinanderzusetzen. Wenn also Harnsäure im Urin verstärkt auftritt, dann sorgt sie im Sinne eines Reizkörpers dafür, daß der Körper sich verstärkt mit dem Harnsäureproblem befaßt. Ein hoher Harnsäuregehalt im Urin fordert geradezu dazu auf, Urin als Heilmittel zu trinken. Befinden sich Bakterien im Urin, dann entstammen sie dem eigenen Körper. Wird dieser Urin getrunken, dann wirken die in ihm enthaltenen Bakterien als Stimulans für das Abwehrsystem. Gleiches gilt für den pilzbelasteten Urin. Erinnern Sie sich an das Prinzip der Homöopathie, das auch der Urintherapie zu eigen ist: Gleiches heilt Gleiches.

Hat die Urintherapie Nebenwirkungen?

Nicht im üblichen Sinne des Wortes. Doch wo Krankheiten behandelt werden, da wird das Abwehrsystem gestärkt, um den »Feind« aus dem Körper zu jagen. Dabei können sich die Symptome vorübergehend verstärken. Außerdem kostet der Kampf den Körper viel Kraft, und Müdigkeit, Benommenheit und Kopfdruck können auftreten. Die Ausscheidung wird verstärkt. Setzen Sie möglicherweise mit dem Urintrinken aus, um die Symptome zur Ruhe kommen zu lassen. Dann beginnen Sie erneut. Bei Rheuma z. B. können nach dem Neubeginn verstärkt Schmerzen auftreten. Geben Sie in solchen Fällen nicht gleich auf, sondern behandeln Sie mit Minimaldosen und Pausenzeiten weiter. Steigern Sie die Uringabe danach wieder bis zur Verträglichkeitsgrenze. Denken Sie immer an eine Grundregel der Naturheilkunde: Stärkste Reize zerstören, mittlere Reize blockieren, aber kleinste Reize heilen.

Der Körper leitet Krankheitstoxine ab über Nieren, Blase, Darm, Atmung, Nase, Augen und über die Haut. Bei Hauterkrankungen kann es unter Anwendung der Urintherapie zu besonders starken vorübergehenden Verschlechterungen kommen. Ist dies bei Ihnen der Fall, dann gehen Sie wieder zurück auf die Minimaldosis, und bauen Sie die Urinmenge danach langsam wieder auf. Machen Sie unter Umständen eine Pause.

Soll man einen Patienten ohne sein Wissen mit Urin behandeln?
Wirksame Urintherapie setzt die Zustimmung des Patienten voraus. Sie ist jedoch keine Suggestionsmethode, die seine Akzeptanz zwingend erfordert. Die Urintherapie wirkt aus sich selbst heraus und auch dann, wenn der Patient nichts davon weiß. Doch Behandlung hat immer etwas mit gegenseitigem Vertrauen zu tun. Deshalb halte ich es für besser, wenn der Patient sich selbst für die Urintherapie entscheidet und wir ihm diese Entscheidung nicht abnehmen. Bei Kindern ist die Frage noch schwerer zu beantworten. Dennoch stehe ich auch hier zum Vertrauensprinzip.

Wie wählt man die geeignete Anwendung aus?
Informieren Sie sich anhand meines ersten Buches *Lebenssaft Urin* noch einmal über die möglichen Anwendungsarten (z. B. Einreibung, Umschläge, Spülung, Inhalation usw.). Egal ob Sie sich selbst oder eine andere Person behandeln,

beginnen Sie immer mit einer sanften Methode wie der Basiseinreibung. Dann richten Sie sich nach den Körperreaktionen und steigern die Therapie langsam. Geben Sie Ihrer Intuition Raum. Bedenken Sie bei Ihrer Wahl, daß Urin immer die Ausscheidung stärkt. Wenn also die Haut z. B. durch ein Ekzem stark belastet ist, dann dürfen Sie die Ausscheidung nicht zu stark provozieren, weil das geschwächte Organ Haut mit der Ausscheidung der von innen kommenden toxischen Stoffe vielleicht nicht mehr fertig wird. Berücksichtigen Sie auch, daß ein geschwächter Körper keine stark fordernden Anwendungen verträgt.

Wie behandelt man einen chronisch kranken Patienten?
Chronisch kranke Patienten haben ein geschwächtes Immunsystem. Ihre Vitalität und ihr Kräftereservoir ist geschwächt. Folglich vermag eine Therapie bei ihnen auch keine zusätzlichen Kräfte zu mobilisieren. Beginnen Sie grundsätzlich mit der Basiseinreibung. Beobachten Sie, wie der Patient diese Anwendung verträgt. Kontrollieren Sie den pH-Wert von Urin und Speichel. Steigern Sie die Therapie je nach Verträglichkeit. Unterstützen Sie den Organismus durch gesunde Ernährung. Denken Sie über die Verwendung von Zusatzstoffen wie Blütenauszüge, Farben usw. nach (siehe entsprechendes Kapitel).

Wie behandelt man einen akut kranken Patienten?
Ein akut erkrankter Patient, der sich ansonsten in einem guten Allgemeinzustand befindet, kann mit einer intensiven Therapie behandelt werden, daß heißt ein halbes Trinkglas Morgenurin und Ganzkörpereinreibungen sind angebracht. Lokal begrenzte Krankheitszustände können mit Kompressen, Massagen etc. angegangen werden. Achten Sie jedoch sorgfältig darauf, nicht zu überreizen.

Gibt es Unterschiede in der Behandlung von Frauen, Männern und Kindern?

Diese Frage hat man mir schon oft gestellt, deswegen will ich in diesem Buch darauf eingehen. Grundsätzlich sehe ich keinen Unterschied zwischen den Geschlechtern, außer daß Frauen etwas empfindsamer reagieren als Männer. Es kommt jedoch mehr auf die Konstitution, den Allgemeinzustand und auf die Akzeptanz der Urintherapie an. Männer und Frauen können also gleich behandelt werden.

Bei Kindern ist es anders. Sie reagieren sehr sensibel, feinfühlig, nachhaltig und tiefgreifend auf Urintherapie und müssen deswegen mit vorsichtigen Dosierungen, kürzeren Therapiephasen, notwendigen Pausen und mit bewußt sorgfältiger Therapiekontrolle behandelt werden.

Wie lange soll man behandeln?

Bei *chronischen Erkrankungen* müssen Sie vorsichtig behandeln, aber dafür sicherlich länger. Hier empfiehlt es sich, nach einem Behandlungsintervall eine Zwischenpause einzulegen und dann wieder neu zu beginnen. Das Behandlungsintervall muß individuell festgelegt werden, sollte jedoch nicht kürzer als drei Tage sein. In den meisten Fällen ist eine Behandlungsdauer von zehn Tagen bis zwei Wochen angebracht. Dann ist eine dreitägige Pause angesagt.

Chronisch Kranke erfordern viel Geduld. Bei ihnen ist manchmal ein halbes Jahr Therapie nötig, und es gibt Fälle, bei denen auch das noch nicht reicht. Entsprechend wichtig sind die Therapiepausen, in denen sich die inneren Kräfte stabilisieren können.

Akute Erkrankungen reagieren schneller und bedürfen einer kürzeren Behandlungsdauer. Die Ausscheidung muß über Urintrinken und Urineinreibungen gefördert werden, um Krankheitsgifte aus dem Körper zu schwemmen. Die Behandlung sollte so erfolgen, daß der akute Schub nicht verstärkt wird, sondern über die Ableitung gedämpft wird. Beobachten Sie den Patienten genau. Achten Sie darauf, wie er reagiert. Legen Sie danach die Behandlungsdauer fest. Akute Zustände brauchen manchmal bis zu vier Wochen, in der Regel aber nur ein bis zwei Wochen.

Zwingen Sie sich nicht über Monate hinweg zur Urintherapie. Lassen Sie Freiwilligkeit walten. Hören Sie dann auf, wenn Ihnen danach ist. Erwarten Sie aber auch nicht zuviel, wenn Ihre »Kur« nur drei Tage dauert. Die Urintherapie ist eine sanft wirkende, ganzheitlich ausgerichtete Methode, die ihre Zeit braucht, um sich entfalten zu können. Was die generelle Dauer betrifft, ob nun zur Vorbeugung oder gar als Behandlung einer chronischen Erkrankung, so halte ich vier Wochen für angebracht. Bei akuten Zuständen, wie z. B. bei der Bindehautentzündung im Auge, reichen unter Umständen schon drei bis vier Tage aus. Durch die Urintherapie entwickeln Sie mit der Zeit ein gutes Gefühl für die Reaktionsfähigkeit des Körpers, und diese ist es letztlich, welche die Dauer der Therapie bestimmt.

Wie oft am Tag soll man behandeln?
Die Grundregel lautet: Zwischen zwei Behandlungen sollte immer ein Zwischenraum von drei Stunden liegen. In der Regel beginnt man mit dem Trinken des Morgenurins und der Basiseinreibung. Morgenurin ist der erstmals nach 24 Uhr gelassene Urin. Das kann also durchaus um 2 Uhr nachts sein. Wenn der Allgemeinzustand es zuläßt, dann kann man auch den Mittagsurin hinzunehmen und unter Umständen sogar den Abendurin. Kräftige Ausleitungen erfordern das Trinken des gesamten Tagesurins. Bei Augen- und Ohrenentzündungen können entsprechende Urintropfen im akuten Fall durchaus stündlich gegeben werden. Bei Degenerations-

bzw. Durchblutungsbeschwerden würde ich mich auf drei- bis viermalige Gabe am Tag beschränken.

Machen Sie nicht mehrere Urinbehandlungen gleichzeitig. Ein Urinfußbad mit Urinpackung auf dem Bauch *und* Urintrinken wäre des Guten ein wenig zuviel. Ihr Ziel ist es, die Selbstheilungskraft Ihres Körpers zu wecken. Wenn Sie dies jedoch an zu vielen Stellen zur selben Zeit tun, dann erreichen Sie letztendlich nichts.

Um vorbeugend zu behandeln, ist das tägliche Trinken des Morgenurins und das Einreiben mit Alturin in der Regel ausreichend. Wenn Sie das Bedürfnis verspüren, sich mittags nochmals einzureiben, dann steht dem nichts im Wege, aber notwendig ist es nicht. Wichtig ist, daß Sie Ihre Urinbehandlung auf Ihre persönlichen Bedürfnisse abstimmen.

Warum soll man den Mittelstrahlurin verwenden?

Aus dem Gesamturinstrahl von Beginn bis zum Ende ist der Mittelstrahlurin der sauberste. Ich empfehle ihn unbedingt für Augenspülungen, Ohrentropfen, Injektionen und Inhalationen. Bei allen übrigen Anwendungen muß es nicht unbedingt der Mittelstrahlurin sein. Ich bin der Meinung, daß wir für alle anderen Anwendungen den Urin in seinem gesamten Spektrum verwenden sollten, also inklusive der Ablagerungen aus Harnröhre und Blase, die im Anfangstrahl des Urins enthalten sind. Letztlich steht jedoch jedem Patienten die Entscheidung hierüber frei.

Welche Prinzipien gelten für die Urintherapie?

Die folgenden Prinzipien sollten Beachtung finden:

1. Die *Ausleitung* von Krankheitsstoffen erfolgt vor allem über Haut, Darm, Atemwege, Schleimhäute und Urin. Eine funktionierende Ausscheidung ist somit ein wichtiges Therapiehilfsmittel.

2. Man unterscheidet *äußere* und *innere Anwendungen*. Die äußeren Anwendungen wie Packungen, Massagen, Einreibungen, Ohren-/Augentropfen, Bäder und Schwitzpackungen wirken oft lokal auf das Krankheitsgeschehen ein, aber auch über Reaktionszonen auf innere Organe. Sie wirken also gleichzeitig ungezielt im Sinne einer Allgemeinwirkung und gezielt. Sie wirken von innen nach außen, indem die Ausleitung im Sinne der Durchblutungsförderung über Abwehrzellen der Haut auf die Körperabwehr gestärkt wird. Innere Anwendungen wie Urintrinken, Klistiere und Nasenspülungen dienen der Stoffwechselaktivierung, der Ausleitung und der Regeneration. Sie können gezielt sein, zum Beispiel bei der Behandlung von Magenerkrankungen, oder ungezielt allgemein. In der Regel wirken sie direkter.

3. *Lokalanwendungen* wie etwa eine Kniepackung bei Arthrose erzeugt im Krankheitsgeschehen eine bessere Durchblutung und eine Steigerung der Körperabwehr.

4. Die *Vorbehandlung*, z. B. durch die Basiseinreibung, dient der Sensibilisierung des Körpers für die Urintherapie.

5. Die *Hauptbehandlung*, u. a. das Urintrinken bei Darmerkrankungen oder die Inhalation bei Lungenerkrankungen, ist eine gezielte, auf das Krankheitsgeschehen ausgerichtete Behandlung.

6. Die *Nachbehandlung* sorgt dafür, daß einer starken Hauptbehandlung ein langsames Abklingen folgt.

7. *Pausen* sind erforderlich, damit der Körper aus seinem eigenen Rhythmus heraus und ohne äußere Einflußnahme das Krankheitsgeschehen jetzt gestärkt über die Vorbehandlung angehen kann.

Krankheitsbehandlung ist immer der Versuch, im Rahmen der hier genannten Grundprinzipien direkt auf das Krankheitsgeschehen und auf das Umfeld Einfluß zu nehmen. Grundsätzlich sollte bei der Behandlung Urintrinken als Basisbehandlung eingesetzt werden. Es ist gut, zunächst mit Blick auf den ganzen Körper zu therapieren, damit sich die Ventile zur Ausleitung von Krankheitsstoffen öffnen können. Dann kann man an die lokale Behandlung gehen und gezielt auf das Krankheitsgeschehen einwirken. Sie kommt mittels eines starken Reizes zur Wirkung, deshalb ist in der Folge eine Abklingphase mit nur schwachen Reizen erforderlich.

Die Cux-Therapie

Cux ist eine Abkürzung für Clement-Urin-Extrakt. Dr. Clement ist ein Luxemburger Arzt, der als Schüler des berühmten Eiweißforschers Professor Abderhalden aus Urin ein Extrakt fertigte, welches mit geringem Aufwand in relativ kurzer Zeit überzeugende Erfolge ermöglicht.

Streß und Reizung provozieren im Körper den Aufbau eines Schutzenzyms, welches schädliche Stoffe aus dem Körper forträumt. Zu den schädlichen Stoffen zählen auch Bakterien, Viren, Parasiten und Pilze. Das Schutzenzym wendet sich auch gegen krankhafte oder abgebaute Körperzellen, neutralisiert und bindet sie, damit sie ausgeschleust werden können. Die vorrangige Aufgabe des Enzyms ist es, für einen Ausgleich durch Anregung der Selbstheilungskräfte zu sorgen. Sind jedoch die einzelnen Krankheitsfaktoren, z. B. das Ausmaß der Erkrankungen oder der Streßfaktor, größer als die Kapazität der regulierenden Enzyme, dann unterliegen sie. Es setzt ein Hin und Her zwischen Krankheitsbelastung und Heilungsimpuls ein.

Für die Herstellung des Cux-Extraktes werden diese Enzyme

isoliert, labormäßig aufbereitet und dem erkrankten Körper als Spritze oder einzunehmendes Medikament wieder zugeführt. Die Folge ist eine verstärkte Anregung der körpereigenen Selbstheilungskräfte.

Die Zuführung des Extraktes erfolgt nach einem individuell festzulegenden Dosierungsschema, entweder durch die Spritze, wenn erforderlich, oder in der Regel durch Einnahme zu Hause. Der Therapeut muß nach dem Krankheitsbild entscheiden, welche Darreichungsform zu wählen ist. Gleichermaßen entscheidend ist die Kenntnis der Dosierungsbestimmung.

Ein Beispiel aus der Praxis vermag Wirkweise und Wirksamkeit der Cux-Therapie weiter zu verdeutlichen. Sascha A. litt seit frühester Kindheit an Neurodermitis. Immer wenn das Wetter umschlug, bekam Sascha einen neuen, schrecklich quälenden Schub. Selten war seine Haut überhaupt beschwerdefrei. Die Ärzte behandelten ihn mit kortisonhaltigen Präparaten, juckreizlindernden Salben und hautberuhigenden Bädern. Mit dieser Behandlung konnten zwar die Beschwerden verringert werden, doch ein endgültiger Sieg über die Krankheit schien nicht möglich zu sein. Die Haut war trocken, schorfig und empfindlich. Am schlimmsten war jedoch das Hautjucken.

In der Pubertät kam die Krankheit erst richtig zum Ausbruch. Der Juckreiz war so unerträglich, daß die Hand-, Arm-, Kniegelenke und Armbeugen vollkommen zerkratzt, blutig und verkrustet waren. Je mehr Sascha kratzte, desto mehr juckte es. Die Haut war hinter den Ohren ständig entzündet und näßte. Dadurch entzündete sie sich erneut. Hautpilze setzten sich hier und auch an anderen Stellen fest. Pflegemittel waren unverträglich. Die Haut war zu trocken und nicht elastisch genug. Das Reiben der Kleidung auf ihr erzeugte Jucken. Die Fingerkuppen platzten auf, und die Risse entzündeten sich. Kortisonsalben sollten dies heilen, die Anwendung blieb ohne Erfolg. Schlimm waren auch die Allergien, die aus diesem Zustand entstanden. Zwar schwankte Saschas Zustand, aber immer war es unerträglich.

Schließlich stießen Saschas Eltern auf die Cux-Therapie. Ein Cux-Therapeut ließ sich von Sascha 200 Milliliter Urin geben und stellte in seinem Labor daraus den Urinextrakt nach Dr. Clement her. Die erste Spritze enthielt eine unvorstellbar kleine Menge des Extraktes aus Saschas Körper; der Extrakt war im Verhältnis von eins zu 1 000 000 000 000 verdünnt und entsprach damit der homöopathischen Potenz D12. Hiervon wurden ihm 0,2 Milliliter injiziert.

Das Ergebnis war verblüffend. Die entzündliche, dunkelrote Haut erlangte innerhalb von zwei Stunden ihre natürliche rosa Färbung zurück. Sascha veränderte sich in den nächsten Tagen auch seelisch. Er wurde ruhiger, und seine Aggressivität nahm ab. Der Juckreiz ließ nach und mit ihm auch der Streß. Die Haut war nicht mehr so heiß und weniger angespannt. Niemand war darauf vorbereitet gewesen, daß bereits eine einzige Injektion soviel bewirken konnte.

Zunächst folgten weitere Spritzen im wöchentlichen Abstand. Später ging man dann zu größeren Intervallen über. Dabei wurde gleichzeitig die Konzentration des Cux-Extraktes gesteigert. Injiziert wurde jetzt statt einer D12-Potenz eine Verdünnung von eins zu 10 000. Die Heilung machte sichtbare Fortschritte; nach einem halben Jahr war nach und nach die ganze Haut abgeheilt.

Nach etwa anderthalb Jahren trat ein Rückfall ein. Dieser war jedoch erheblich milder und keinesfalls mit dem Anfangszustand vergleichbar. Wieder wurde aus Saschas Urin ein Extrakt hergestellt. Es mußte als D4-Potenz nur noch in erheblich kleineren Mengen injiziert werden. Erneut hatte er anderthalb Jahre Ruhe. Der zweite Rückfall war noch schwächer als der erste. Wieder erfolgte eine Behandlung. Es war die letzte, die Sascha brauchte. Er ist seither ohne Beschwerden. Die Kunst im Umgang mit der Cux-Therapie ist die richtige Dosierung. Man muß unterscheiden, ob es sich um eine akute oder um eine chronische Erkrankung handelt. Auch das Gewicht des Patienten spielt eine Rolle. Den besten Extrat gewinnt man, wenn man den Urin auf dem Höhepunkt der Krankheit zum Extrakt verarbeitet. Der Heilungsverlauf bei der Cux-Therapie ist meist wellenförmig. Man erreicht eine erhebliche Besserung, aber wie bei Sascha kann es immer wieder zu Rückfällen kommen. Die Behandlungsserie muß so oft wiederholt werden, bis sich die Heilung als stabil zeigt.

Besonders gut sprechen folgende Krankheiten auf die Cux-Therapie an: Allergien, Asthma, Neurodermitis, Kontaktekzeme, Abszesse, Erkrankungen im Magen-Darm-Bereich, Durchfallerkrankungen, Gelenk- und Knochenerkrankungen, Rheuma, Arthrose, chronische Stoffwechselstörungen, Erkrankungen im Nasen-/Rachenbereich, erregerverursachte Erkrankungen, Neuralgien und viele mehr. Ja, es wird sogar von Erfolgen bei der lange Zeit als unheilbar geltenden Krankheit Lepra berichtet.

Wenn Therapieerfolge auch bei Tieren nachzuweisen sind, dann kann der Plazeboeffekt oder die Suggestionswirkung ausgeschlossen werden. Ein Tier läßt sich nichts einreden. In dem Artikel »Arthrose« in der Zeitschrift »Freizeit im Sattel« wurde im März 1992 der Fall der Traberstute Eillene geschildert. Sie wurde in relativ kurzer Zeit durch Cux-Therapie von Arthrose geheilt und konnte danach sogar wieder an Rennen teilnehmen. Dieser Bericht war für viele Pferdebesitzer ein Signal. Sie ließen ihr Pferd bei Arthrosen »auch so« behandeln. Mit Erfolg. Seither gelang es, mittels Cux-Therapie ca. 200 Pferde von ihren Leiden zu befreien. Sie wurden nach den gleichen Dosierungsanweisungen behandelt wie Menschen. Erstaunlich war, daß die Tiere deutlicher als die Menschen auf die Therapie ansprachen. Tiere schädigen den Einfluß der Therapie nicht durch Rauchen oder Alkohol oder andere Suchtmittel. Das spielt eine große Rolle.

Die Herstellung von Cux im Labor ist einfach, der Kostenaufwand gering. Jeder Mensch produziert zudem die Grundsubstanz für den Extrakt selbst. Er braucht nur seinen Urin abzusetzen und ins Labor zu bringen. Die für die Urintherapie notwendige Überwindung der Ekelschwelle entfällt, da Cux wasserklar und geruchlos ist. Das ist ein ungemein wichtiger Aspekt. Zudem benötigt man nur wenige Tropfen davon. Anders als bei der Urintherapie kann man mit dem Cux-Extrakt gezielt auf eine Krankheit einwirken.

Allerdings setzt eine erfolgreiche Cux-Therapie einen erfahrenen Praktiker voraus. Nicht jeder Urintherapeut beherrscht die Cux-Therapie. Ein Cux-Therapeut muß die Labortechnik zur Herstellung des Extraktes beherrschen und ein gutes Gefühl für die richtige Dosierung haben. Für den Patienten ist es nach Festlegung der Dosierung leicht, den Cux-Extrakt einzunehmen. Eine Überdosierung führt immer zu einer Verschlimmerung der Beschwerden und macht eine Pause notwendig, und eine zu geringe Dosierung regt den Heilungsprozeß gar nicht oder zu schwach an. Die richtige Dosierung hingegen lindert die Beschwerden. Manche Erkrankungen im chronischen oder akuten Zustand erfordern mehrere Behandlungszyklen hintereinander mit entsprechenden Pausen zwischen den einzelnen Behandlungszyklen. Die Anzahl der Behandlungen muß vom Therapeuten nach Reaktionsmuster, Krankheitsart, Konstitution und Belastbarkeit des Patienten festgelegt werden.

Doch wie wirkt die Cux-Therapie auf den Körper? Die ersten hochverdünnten Gaben bauen eine steigende Toleranz auf. Dies ermöglicht es dem Körper, Krankheitsprodukte auszuleiten und sich zu regenerieren. Der Erstgabe folgt die Erhaltungsdosis, mit welcher der Heilrhythmus eingeleitet wird. Dieses Verfahren läßt sich anhand des Sports verdeutlichen. Beim Krafttraining werden die Muskeln entsprechend ihrem Leistungsstand gefordert. Durch steigende Belastung vergrößert sich der Muskelzuwachs. Das wiederum erlaubt es, die Belastung heraufzusetzen. Es ist leicht einzusehen, daß bei einem solchen Training die Belastungssteigerung stufenweise erfolgen muß. Jede Überlastung würde zu einer Überforderung mit möglichen Gelenk- oder Muskelschäden führen. Wie beim Training so muß auch bei schwerwiegenden Erkrankungen der Anpassungsprozeß besonders gut gesteuert werden. Hierzu sind selbstverständlich nur erfahrene Cux-Praktiker in der Lage.

Die Cux-Therapie ist vor allem aus einer Praxis, die sich mit chronischen Erkrankungen beschäftigt, nicht mehr wegzudenken. Sie sollte gerade heute, da wir es mit immer mehr chronischen Erkrankungen zu tun haben, Bestandteil eines Therapiekonzepts sein. Da Cux aus dem eigenen Körper des Patienten stammt, ist es ein verträgliches Mittel. Die Cux-Therapie ist preiswert, leicht durchzuführen und hat bei sachgerechter Anwendung keine Nebenwirkungen. Der Cux-Extrakt kann im Sinne bleibender, schädlicher Nebenwirkungen weder über- noch unterdosiert werden.

Um den Extrakt anzufertigen, soll man sich immer eine akute Phase der Erkrankung aussuchen. Eine Vorbeugung z. B. gegen Allergien ist mit Cux nicht möglich. Der Urin zur Herstellung des Extraktes muß während eines »heißen« oder akuten Krankheitsschubs mit deutlichen Beschwerden abgenommen werden. In dieser Phase produziert der Körper verstärkt die beschriebenen Schutzenzyme.

Für die Abnahme des Urins sind braune Weithalsgläser erforderlich, die in der Apotheke erhältlich sind. Beim Einkauf eines solchen Glases sollten Sie den Apotheker bitten, daß er Ihnen drei bis vier Gramm Thymol (an heißen Tagen vier Gramm) in das Behältnis gibt. Es stabilisiert den Urin nach dem Einlassen. Sammeln Sie etwa 200 Milliliter Urin, und heben Sie diesen zunächst im Kühlschrank – nicht im Gefrierfach! – auf. Für den Versand sollte eine Kühltasche verwendet werden oder ein um ein Kühlaggregat ergänztes mit Styropor ausgepolstertes Paket. Am besten ist es jedoch, wenn Sie den Urin in einer Kühltasche direkt in die Praxis bringen.

Aus diesen 200 Millilitern Urin entstehen in der Regel ca. zehn Milliliter Extrakt. Nach dem Trocknen wird aus ihm die Stammlösung in den entsprechenden Verdünnungsstufen zum Einnehmen angefertigt. Sie werden in Pipettenflaschen gefüllt, damit der Patient sie bei Bedarf richtig dosiert einnehmen kann. Die Verdünnungsstufen für Injektionen werden in Stechflaschen abgefüllt. Der Cux-Extrakt hält sich etwa einen Monat und muß dann neu hergestellt werden.

Ergänzende Behandlungsmethoden

Es ist selbstverständlich, daß die von mir gegebenen Behandlungsempfehlungen in ernsten Fällen die Betreuung durch einen Arzt oder Heilpraktiker nicht ausschließen. In solchen Fällen sind sie auch ausdrücklich als Zusatztherapie zu verstehen – neben der erforderlichen Grundtherapie eines Therapeuten. Nur leichte Erkrankungen und der Wunsch, Vorbeugung zu betreiben, rechtfertigen eine Selbstbehandlung durch die Laien.

Auch wurde von mir überwiegend auf Angabe von zusätzlich zu empfehlenden Medikamenten verzichtet. Solche Verordnungen sind ohne Kenntnis des Einzelfalls schwierig. Das gleiche trifft zu für Empfehlungen hinsichtlich der Lebensführung. Hier muß die individuelle Situation berücksichtigt werden. Ich rate im übrigen jedem, keine Experimente zu machen, sondern im Zweifelsfall und bei Komplikationen immer einen Therapeuten zur Sicherstellung einer Diagnose und richtigen Behandlung hinzuzuziehen. Meine Angaben in diesem Abschnitt sollten deswegen stets nur unter diesen Gesichtspunkten verstanden werden.

Häufigkeit und Dauer der Anwendung sind individuell nach Verträglichkeit zu gestalten. Nutzen Sie bitte nicht alle Therapievorschläge auf einmal, sondern treffen Sie eine geeignete Wahl.

Dem Thema Behandlungsmethoden ist in *Lebenssaft Urin* ein ausführliches Kapitel gewidmet. Im folgenden Abschnitt finden Sie zusätzliche Krankheitssymptome, die sich mit Eigenurin erfolgreich therapieren lassen.

Allergien
(Nahrungsmittelallergien, Medikamentenallergien)

Symptomatik: Allergien können sich sehr unterschiedlich lokal zeigen oder am gesamten Körper. Je nach Umfang und Typ der Allergie kann diese sofort oder später nach Allergiekontakt erfolgen, bei dem Histamin und Enzyme ausgeschüttet werden. Die Gefäßwände quellen auf und werden durchlässig, Eiweißkörper treten ins umgebende Gewebe; es bilden sich Ödeme. Diese drücken auf Venen, Arterien und Nerven, daraufhin vermindert sich die Sauerstoffversorgung, und der pH-Wert verschiebt sich. Es kommt zum Austritt von gefäßaktiven Substanzen, so daß die Transitstrecke zwischen Gefäß und Organen gestört wird. Die Folge ist eine Reduzierung der Nährstoffversorgung sowie eine verringerte Entsorgung der Schlackenstoffe. Die

Lymphwege werden durch die zusätzlichen Ödeme blok-
kiert. Allergen-Eiweiß-Komplexe können nicht abfließen.
Sie werden gespeichert und irritieren das vegetative Nervensystem. Der Patient spürt es an den unterschiedlich-
sten Symptomen, die sehr lästig und quälend sind. Hier
hilft Eigenurin!

Therapie: Cux-Therapie, Einreibung mit Alturin, Zusätze
empfehlenswert, Urinaufbereitung mit Autofokus empfehlenswert. Basistherapie ist Urintrinken; ansonsten Urinfasten, Trockenbürsten mit anschließender Einreibung,
Stärkung der Hautfunktion und Ableitung über die Haut,
vor allem über Darm und Niere. Basiseinreibung, Einreibung im lokalen Bereich, Umschläge im Bereich lokaler
Erscheinungen, Bleibeklistier zur ganzheitlichen Behandlung, insbesondere mit eingedicktem Urin, Spülung (dort,
wo Schleimhaut- oder Hautreizungen auftreten). Inhalation bei Beschwerden im Bereich der Atemwegsysteme;
Nasentropfen bei Beschwerden im Bereich der Nase oder
bei Heuschnupfen; Spülungen der Augen, vor allem im
Frühjahr und während der Heuschnupfenzeit. Urinfasten
ist wichtig, Fastendiät, Darmsanierung, Allergene auste-
sten und meiden. Nasenspülung mit LOTA®-Nasendusche
(vgl. S. 83) ist eine Grundtherapie.
Eigenharntherapie ist bei Allergien besonders wirksam.

Angina pectoris

Symptomatik: Schmerzen im Herzbereich, oft in den linken
Arm einstrahlend.

Therapie: Einreibung mit drei Tage altem erwärmtem Alturin, absolute vegetarische Kost im Sinne der Rohkost.
Wahlweise ist die Möglichkeit zur Ayurvedakost gegeben.
Ein entsprechendes Diätbuch ist dafür zu besorgen, Urintrinken.

Eierstockentzündung, Ausfluß

Symptomatik: Ausfluß, Schmerzen im Unterbauch, Menstruationsstörungen.

Therapie: Urintrinken, Scheidenspülungen mit Urin, Einreibungen mit drei Tage altem Urin, einlegen von in Urin getränkte Tampons im Vaginalbereich. Bleibeklistiere mit dem Urin des Partners. Trinken von Gemüsesäften, essen von gekeimten Körnern und Samen, Rohkosternährung (wenn nicht ausschließlich möglich, zumindest so viel Rohkost wie möglich am Tag als Beilage). Vermeiden Sie oft belastete chemiebehandelte Tampons und Monatsbinden. Informieren Sie sich über Viva-Naturwaren-Monatshygiene (Firma P. Sood, Industriestraße 5, 49191 Belm).

Impotenz, Frigidität

Symptomatik: Männer: mangelnde Fähigkeit zum Beischlaf; Frauen: Abneigung gegen Geschlechtsverkehr; bei Männern und Frauen: mangelndes Lustempfinden beim Geschlechtsakt.

Therapie: Urintrinken, Einreiben mit erwärmtem Alturin, Zusatz von indikationsbezogenen Blütenauszügen, Edelsteinauszügen, Alturinzusatz von ätherischen Ölen. Wichtig ist hierbei, im Geschlechtsbereich intensive Massage mit Alturin durchzuführen, dem Alturin des Partners zugefügt wird. Mischungsverhältnis nach Belieben. Eine Intensivierung erfolgt durch wechselweises Einreiben mit eigenem Alturin und dem Frischurin eines potenten, gesunden Gleichgeschlechtlichen und zusätzlich Andersgeschlechtlichen. Mischungsverhältnis nach Belieben. Eine weitere Verstärkung der Therapie tritt ein, wenn man dem Urin für die Massage im Bereich der Geschlechtsorgane eigene Spermien bzw. Spermien eines potenten jungen Mannes beifügt (dies auch für Massage bei Frauen). Bei Frauen empfiehlt sich zusätzlich die Massage im Brustbereich, speziell der weiblichen Brüste. Außerdem empfiehlt sich bei Frauen, dem Urin zur Selbstmassage Menstruationsblut zuzusetzen. Manchmal verstärkt die Massage im Nierenbereich, oberhalb des Kreuzbeins, die Therapie. Dieser Therapievorschlag folgt Empfehlungen aus Südamerika, wo diese Therapie bekannt ist und viel angewendet wird. Außerdem Moxa-Therapie sowie Urin mit massivem Kaffeezusatz als Klistier.

Mangelhafte Ausscheidung über Haut, Niere, Blase, Darm, Entgiftung allgemein

Symptomatik: Sehr unterschiedlich, daher keine konkreten Angaben möglich.

Therapie: Urintrinken, Trockenbürsten, anschließende Einreibung der Haut, Urinfasten, Fastendiät, Zusätze empfehlenswert, Einreibung mit Alturin, Einreibung mit Kanne-Brottrunk (Bäckerei) plus Frischurin, Moxa-Therapie.

Multiple Sklerose

Symptomatik: Beginnt mit Sehstörung, Gefühlsstörungen, Schwierigkeiten, Stuhlabgang zu kontrollieren, Störung der Blasenfunktion. Im fortgeschrittenen Zustand bis hin zu Geh- und Bewegungsstörungen.

Therapie: Einreibung mit drei Tage altem, erwärmtem Alturin, absolute vegetarische Kost, am besten im Sinne der Rohkost.

Wahlweise ist die Möglichkeit zur Ayurvedakost gegeben. Trinken des Morgenurins bis zum Tagesurin, periodisch steigern und wieder abbauen zum Morgen- und Abendurin. Beginn der Therapie mit Basiseinreibung. Cux-Therapie, Zusätze empfehlenswert, Urinaufbereitung mit Autofokus empfehlenswert. Zum Urintrinken ist Fremdurin zu verwenden. Entleerungsklistier im Wechsel mit Bleibeklistier durch eingedickten Urin.

Myome, Zysten, Gebärmuttervergrößerung

Symptome: Unterschiedlichster Art, Menstruationsstörung, Blutungsneigung.

Therapie: Urintrinken, Vaginalspülungen, Bleibe-, Entleerungsklistiere im Wechsel, insbesondere mit eingedicktem Urin, Ernährungsumstellung, Urinfasten, Urin-Bauchpakkung, Urin-Sitzbäder mit Heublumenbäder-Zusatz, Autofokus angezeigt, Zusätze empfehlensswert.

Parkinson (Schüttellähmung)

Symptomatik: Unwillkürliches, nicht zu beherrschendes Zittern der Hand, Starre der Gesichtsmimik, Stolpergang.

Therapie: Einreibung mit drei Tage altem, erwärmtem Alturin, absolute vegetarische Kost im Sinne der Rohkost. Wahlweise ist die Möglichkeit zur Ayurvedakost gegeben. Trinken des Morgenurins bis zum Tagesurin, periodisch steigern und wieder abbauen zum Morgen- und Abendurin. Beginn der Therapie mit Basiseinreibung. Cux-Therapie, Zusätze sowie Urinaufbereitung mit Autofokus empfehlenswert. Zum Urintrinken ist Fremdurin zu wählen.

Schutz vor Hautkrebs

Symptomatik: Durch den löchrigen Ozongürtel in der Atmosphäre haben wir eine stärkere UV-Einstrahlung mit dadurch bedingter erhöhter Gefahr, daß sich Hautkrebs entwickelt. Sonnenbaden ist nicht mehr empfehlenswert.

Therapie: Empfehlenswert sind die »4 H«: Hut, Hemd, Halstuch und Harntherapie. Eine zusätzliche Möglichkeit, sich vor dem negativen Einfluß der übermäßigen Sonnenstrahlung zu schützen, ist häufiges Einreiben mit Frischurin.

Urin enthält vor Krebs schützende Stoffe wie z. B. DHEA. Urin stärkt den Säuremantel der Haut, schützt vor Sonnenbrand und sorgt für mehr Flüssigkeitsaufnahme in der Haut. Dadurch wird die Haut elastischer. Urin ist entzündungshemmend und mindert Hautreizerscheinungen bzw. gleicht sie aus. Selbstverständlich hilft das Trinken von Urin ebenfalls mit, die Haut nach außen hin gegen Reizfaktoren zu schützen.

Sonnenbrand

Symptomatik: Rötung der Haut. Die Haut spannt oder brennt schmerzhaft. Achtung! Sonnenbrand fördert Hautkrebs.

Therapie: Einreiben der Haut mit Frischurin im Wechsel mit Alturin plus eingequirltem Sonnenöl, wiederholtes Betupfen, eventuell Olivenöl und Zitronensaft als Einreibung mit einsetzen. Anfertigen von Drei-Tages-Urin. Wenn dieser fertig ist, zweimal am Tag damit einreiben. Reiben Sie so oft mit Frischurin nach, wie Sie es vertragen. Urinaufbereitung mit Autofokus empfehlenswert.

Warzen

Symptomatik: Blumenkohlartig wachsende Hauterscheinungen.

Therapie: Mehrmaliges, sehr kurzes Betupfen mit der brennenden Seite eines Räucherstäbchens; Einreibung mit Alturin bzw. Verpflastern nach Betupfen mit Alturintupfer.

Zahn- und Mundpflege

Symptomatik: Verschlechterung der Zahnsubstanz, Infektanfälligkeit.

Therapie: Saugende, pressende Mundspülung jeden Morgen (10 Minuten), Urinaufbereitung mit Autofokus empfehlenswert, Zusätze empfehlenswert.

Fremdurin

Der Tierurin ist seit Tausenden von Jahren Bestandteil der Urintherapie. Da sich seine Zusammensetzung von menschlichem Urin unterscheidet, bietet er auch andere Voraussetzungen und Möglichkeiten. Tierurin wurde mancherorts vorbeugend getrunken, erwies sich aber oft auch als Lebensretter, wenn keine anderen Flüssigkeiten greifbar waren. Sven Hedin ist es bestimmt nicht leicht gefallen, bei der Durchquerung der Wüste Gobi Kamelurin zu trinken, aber letztlich hat ihm dies das Leben gerettet.

In vielen Ländern wurde und wird noch heute Tierurin auch zur Behandlung kranker Menschen eingesetzt. Doch gibt es darüber aus verständlichen Gründen so gut wie keine Aufzeichnungen. Selbst auf der Weltkonferenz für Urintherapie in Goa, die 1996 stattfand, konnte ich nur wenige Hinweise erhalten.

Einstein hat einmal gesagt: »Alles, was wir sehen, ist nichts weiter als verdichtete Energie. Es gibt keine Materie, es gibt nur strukturierte Energie.« Diese Energie ist in allen Dingen, in unserm Blut und in unserem Urin, im Blut der Tiere und im Urin der Tiere. Tierurin ist ebenso heilkräftig wie der Urin des Menschen. Wenn wir gesund werden wollen, dann müssen wir uns von unseren Vorurteilen freimachen und bereit sein, Grenzen zu überschreiten und neue Räume zu betreten. Die Therapie mit Tierurin könnte ein solcher neuer Raum sein.

Hundeurin

Für den Hund besteht ein enger Zusammenhang zwischen Urin und Selbstidentifikation. Der Hund ist ein wachsames Tier, das sich eng an eine Bezugsperson anschließt. Dies ist ein Ausdruck der Häuslichkeit. Diese und andere Elemente finden Sie im Urin des Hundes wieder. Während der Trächtigkeit bzw. Läufigkeit spiegelt der Urin die erhöhte Hormonaktivität. Daher ist Hundeurin ein hervorragendes Mittel, um harmonisierend und regulierend auf den eigenen Hormonspiegel einzuwirken. Damit stärkt man außerdem die innere Gelassenheit und die Beziehung zu Partner oder Haus. Weil der Hund, anders die hier folgenden Tiere, ein Fleischfresser ist, wirkt Hundeurin stärker vitalisierend. Hundeurin ist darüber hinaus einzusetzen bei mangelnder Leistungsfähigkeit, bei vorzeitigem Altern, Mangel an Konzentrationsfähigkeit, Unruhezuständen, Depressionen, bei Schwäche des Hormonsystems, Impotenz, Frigidität und Schlaflosigkeit. Hundeurin wird mit Alkohol haltbar gemacht und dem eigenen Urin morgens mit ca. 30 Tropfen zugesetzt – dies gilt auch für den Urin aller anderen hier genannten Tiere.

Pferdeurin

Pferdeurin hat sich bei Erkrankungen im Knochen- und Gelenkbereich bewährt. Auch Lungenerkrankungen bzw. Erkrankungen der Atemwege sprechen gut auf Pferdeurin an. Er stärkt generell die Stoffwechselvorgänge und bewährt sich daher als Zusatztherapie bei Schüttellähmung und multipler Sklerose. Pferdeurin enthält Hippursäure, welche die Glukuronsäure in der Leber aktiviert. Damit werden wichtige Stoffwechselvorgänge im ganzen Körper stabilisiert.

Rinderurin

Ein auffallendes Merkmal des Rinderurins ist ein hoher Kortisongehalt. Rinderurin ist deswegen ein gutes Mittel zur Behandlung sämtlicher rheumatischer Erkrankungen. Rinderurin hilft bei Gelenk- und Hauterkrankungen, bei Erkrankungen des Magen-/Darmsystems und bei Allergien.

Ziegenurin

Der Ziegenurin erweist sich als stark entgiftend und leitet Schlackenstoffe aus. Toxische Rückstände werden durch Ziegenurin gelöst und über die natürliche Ausscheidung aus dem Körper geführt. Ziegenurin hilft bei Entwicklungsstörungen der Kinder, bei Infektionsanfälligkeit und bei Allergien.

Schafurin

Schafurin verbessert die Körperabwehr, hilft bei Erkrankungen des Magen-/Darmsystems, bei Hauterkrankungen, Ekzemen und bei Durchblutungsstörungen.

Allgemein sollten Sie bei Tierurin berücksichtigen, daß Tierurin basisch ist. Er unterstützt jene, die unter Übersäuerung leiden, dabei, Säure auszuleiten und die basischen Elemente des Körpers zu stärken. Der Urin von »glücklichen« Tieren ist der heilkräftigere Urin. Tiere, die in Massentierhaltung aufwachsen, sollte man für Uringewinnung nicht heranziehen. Ebenso ungeeignet sind Tiere, die medikamentös behandelt werden. Der Urin von läufigen bzw. trächtigen Tieren enthält mehr Hormone und übt daher eine positive, harmonisierende Wirkung auf den eigenen Hormonhaushalt aus.
Die hier gegebene Dosierungsrichtlinie ist für die überwiegende Anzahl der Erkrankungen ausreichend. Das bedeutet aber nicht, daß Sie bei mangelndem Erfolg die Dosis nicht erhöhen dürfen. Wenn die Möglichkeit besteht, Tierurin regelmäßig zu erhalten, dann sollte man ihn pur einsetzen. Die von mir gegebene Konservierung mittels Alkohol ist ein Gebot der Notwendigkeit, denn meist ist es schwer, an frischen Tierurin zu kommen.
Ich glaube, diese Hinweise sollten ausreichen, damit Sie sich zumindest einmal Gedanken über die Verwendung von Tierurin machen können.

4 Die Bedeutung der Ernährung für die Urintherapie

Die Organe des menschlichen Körpers gleichen einem Räderwerk. Im System Körper muß sich jedes Zahnrad richtig und frei von Vibrationen drehen. Ist ein Zahnrad beschädigt, dann zieht es resonanzartig auch alle anderen in Mitleidenschaft. Die Krankheit eines Organs wirkt sich auf das ganze System aus. Die schwache Gesamtverfassung des Körpers macht ihn angreifbar. Belastungen werden nicht mehr leicht verkraftet. Hinzu kommen oft regelmäßiger Alkoholkonsum bis Alkoholmißbrauch, Rauchen, eine länger andauernde Einnahme von allopathischen Medikamenten, Drogenabhängigkeit, Belastungen über seelisches und geistiges Fehlverhalten und, besonders wichtig, eine falsche Ernährung, allesamt Faktoren, die noch zusätzlich die Schwächung des Körpers bewirken.

Dieser ungünstige Zustand des Körpers findet seinen Widerhall im Urin. Die Disharmonie des Körpers wird im Urin exakt wiedergegeben. Ist die Ernährung schlecht, dann zeigt sich dies auch im Urin. Er kann nur die Wirkstoffe enthalten, die zuvor mit der Nahrung aufgenommen oder aus ihr vom Körper hergestellt wurden. Der Urin eines schlecht ernährten Menschen besitzt eine geringere Heilkapazität. Dies läßt umgekehrt den Schluß zu, daß man mit der Ernährung die Heilfähigkeit des Urins auch günstig beeinflussen kann. Ohne ausgewogene, biologisch vollwertige Ernährung kann es keine Heilkunst geben. Nur durch die Kombination von Urintherapie und Ernährung ist es möglich, auch Krankheiten anzusprechen, die sich vorher als hartnäckig oder widerspenstig zeigten.

Die fünf Säulen der Ernährung

Aus der gesamten Ernährung lassen sich im wesentlichen fünf Säulen herauslösen, die für die Gesundheit des Menschen in körperlicher, geistiger und seelischer Hinsicht von tragender Bedeutung sind. Mit ihnen werden wir uns im folgenden näher beschäftigen. Es handelt sich um den Organkomplex, der in der traditionellen chinesischen Medizin unter dem Begriff Fünf-Elemente-Lehre zusammengefaßt wird, um das Säure-Basen-Gleichgewicht, Enzyme, Aminosäuren und Chlorophyll.

Die Fünf-Elemente-Lehre

Sie hat ihren Ursprung in der traditionellen chinesischen Medizin und ist der Versuch, die Prozesse im Körper mit fünf grundlegenden Organen in Verbindung zu bringen und durch die Symbole Holz, Feuer, Erde, Metall und Wasser darzustellen. Die fünf Elemente bzw. Organe werden von der Energie Qi durchdrungen, die gleichmäßig, geordnet, sinnprägend und kraftgebend durch den Körper fließt. Die Leber kann nur arbeiten, weil die Nieren ihr Qi an sie weitergeben. Das Herz wird aus der Kraft der Leber, die Milz aus jener des Herzens gespeist usw. In der symbolhaften Sprache der traditionellen chinesischen Medizin stellen sich die Zusammenhänge folgendermaßen dar: Das »Holz« der Leber nährt das »Feuer« des Herzens. Das »Feuer« des Herzens macht aus der »Asche des Holzes« (Leber) die »Erde« der Milz. In der »Erde« der Milz wächst durch Verfestigung das »Metall« der Lunge. »Metall« schafft durch Schwitzen das »Wasser« der Niere. Das »Wasser« der Niere wiederum nährt das »Holz« der Leber. Die Fünf-Elemente-Lehre symbolisiert mithin das ständige Fließen der Energie zwischen den Einzelstationen.

Ohne die Lebenskraft des vorangegangenen Organs ist das folgende nicht arbeitsfähig, oder anders ausgedrückt, wenn ein Organ krank ist, dann leidet das andere mit. Die folgende schematische Abbildung dient der Darstellung dieser Zusammenhänge.

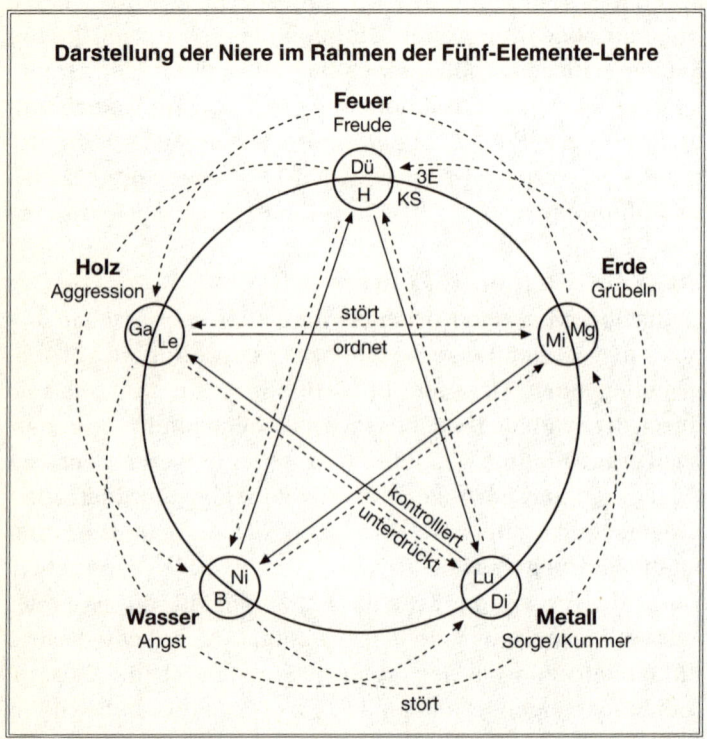

Darstellung der Niere im Rahmen der Fünf-Elemente-Lehre

Wir unterscheiden im Kreis liegende Organe wie Herz, Milz, Lunge, Niere, Leber und die jeweils außerhalb des Kreises angegebenen Bezugsorgane mit den jeweils zugehörigen Elementen, wie z. B. Erde, und den psychischen Faktoren Aggression, Freude etc. Der Energiefluß verläuft vom Herzen im Uhrzeigersinn zum Herz zurück, die gegenseitige Kontrolle erfolgt gemäß den im Kreis verlaufenden geradlinigen Pfeilen. So kontrolliert das Herz die Lunge und sorgt so für eine gesunde Lungenfunktion. Kontrolliert umgekehrt die Lunge das Herz, wird das Herz gestört. Sinngemäß gilt das Prinzip von der Niere aus und rücklaufend auf die Niere bezogen.

Die Symbole Feuer, Erde, Metall, Wasser und Holz spielen jedoch auch noch in einem anderen Zusammenhang eine wichtige Rolle: Sie bieten ein typ- bzw. konstitutionsabhängiges Ordnungsschema an. In der westlichen Medizin versuchte man die Summe von körperlichen und psychischen Eigenschaften in vier Typen zu klassifizieren: der leptosome asthenische Typ (magere, aufgeschossene Menschen), der athletische Typ (sportliche Idealfigur), der pyknische Typ (mittelgroß, gedrungene Figur) und der dysplastische Typ (endokrin disharmonisch, ohne daß endokrine Störung nachzuweisen wäre).

Die traditionelle chinesische Medizin unterscheidet zunächst zwischen Yin- und Yang-Typen, wobei Yin für das Stoffliche und Yang für das Energetische steht. Die folgende Tabelle gibt Aufschluß über die typischen Wesensmerkmale des Yin- und des Yang-Typen:

Yin-Typ	Yang-Typ
liebt Wärme	sucht Kühlendes
feuchtigkeitsgeprägt	trockenheitsgeprägt
Bewegungsarmut	Bewegungsdrang
leicht erschöpft, abwartend	belastungsfähig, aktiv
Introvertiertheit; innenprojiziert	Extravertiertheit; außenprojiziert

Darüber hinaus aber kennt sie auch die fünf Typen, deren Unterscheidungsmerkmale auf der Basis der Fünf-Elemente-Lehre fußen. Die folgende Tabelle verschafft Ihnen einen kurzen Überblick über die fünf chinesischen Konstitutionstypen und erleichtert Ihnen vielleicht manche Diagnose:

Typ	Eigenschaften	Neigung zu:	Urintherapie
Herz-/ Feuertyp	Vitalität; Willensstärke; Selbstbewußtsein; Optimismus; Gefühlsbetontheit; musische Veranlagung; Unabhängigkeitsdrang; Extrovertiertheit; Gestalt: kompakt, athletisch, knöchern, kraftvoller Gang	Übersäuerung; Herz-, Haut-, Magen-/Darmerkrankungen; Schwitzen; Hungerattacken; Durst	Urintrinken; Urinherzkompressen; Einreibungen mit Alturin
Milz-/ Erdtyp	Beständigkeit; Erdverbundenheit; Gewissenhaftigkeit; Ordnungsliebe; Traditionsbewußtsein; Gestalt: klein, stämmig, eckiger Gang	Muskelverspannungen; Arteriosklerose; Depressionen; Rheuma; Steinbildung	Urinklistiere; Urintrinken; Einreibungen mit Alturin
Lungen-/ Metalltyp	Geselligkeit; Flexibilität; geistige Regsamkeit; unkonventionelle, moderne Einstellung; Launenhaftigkeit; schnelle Begeisterungsfähigkeit; Vergeßlichkeit; überaktiver Luftikus; Gestalt: asthenisch, elastischer Gang	Atemwegserkrankungen; Allergien; Ekzemen, Kopfschmerzen; psychovegetative Störungen; Knochen-/Gelenkserkrankungen	Urininhalation; Nasenspülungen und Mundspülungen mit Urin; Urintrinken; Einreibungen mit Alturin

Typ	Eigenschaften	Neigung zu:	Urintherapie
Nieren-/ Wasser- typ	tiefe Empfindungs- fähigkeit; Intuition; Sensibilität; Einfüh- lungsvermögen; Leidenschaftlich- keit; Ängstlichkeit; Labilität; Introver- tiertheit; mangeln- des Selbstbewußt- sein; Gestalt: adipö- se, schwammige Figur, zögernder Gang	Ödemen; Lymphstörun- gen; Durchblu- tungsstörun- gen; psycho- vegetative Störungen	Urintrinken; Einreibungen mit Alturin
Leber-/ Holztyp	Ichbezogenheit; Willenfixiertheit; Genußsucht; mate- rialistische Einstel- lung; betonte Emo- tionalität; Depressi- vität; Behäbigkeit; Gestalt: stiernak- kig, muskulös, behäbiger Gang	Magen-/ Darm- Erkrankungen; Unruhe; Ge- lenkbeschwer- den; Sehnenver- härtung; Herz- erkrankungen; Schlafstörun- gen; Trägheit; Depressionen	Urinklistiere; Urinleberpak- kungen; Urin- trinken; Ein- reibungen mit Alturin

Nach diesem Ausflug zu den Konstitutionstypen zurück zur schematischen Abbildung der Fünf-Elemente-Lehre. Jedem Organ auf dem Kreis ist ein weiteres außerhalb des Kreises zugeordnet, mit dem es verbunden ist: So gehört die Gallen- blase zur Leber, der Dünndarm zum Herzen, der Magen zur Milz, der Dickdarm zur Lunge und die Blase zu den Nieren. Jedes dieser Organpaare erhält sein Qi von dem vorangegan- genen Paar.

Außerdem beeinflussen sich auch Organe, die nicht neben- einander liegen. Die Leber kontrolliert die Milz, die Milz kontrolliert die Nieren, die Nieren kontrollieren das Herz und das Herz kontrolliert wiederum die Lunge. Kehrt man die Richtung der Beeinflussung um, dann ergibt sich ein anderes Bild. Die Leber unterdrückt und stört die Lunge, die Lunge unterdrückt und stört das Herz, das Herz unterdrückt und stört die Nieren, die Nieren unterdrücken und stören die Milz und die Milz unterdrückt und stört wiederum die Leber.

Schließlich wird in der traditionellen chinesischen Medizin jedem Organ und seinem Symbol auch eine Emotion zugeordnet. Mit der Leber (Holz) verbindet man Aggression, mit dem Herzen (Feuer) Freude, mit der Milz (Erde) Grübeln, mit der Lunge (Metall) Sorge und Kummer und mit den Nieren (Wasser) Angst. Denn die Organe erfüllen nicht nur körperliche Funktionen, sondern haben auch im geistigen und seelischen Bereich Aufgaben zu erfüllen.

Soweit die Theorie der Fünf-Elemente-Lehre. Die folgenden praktischen Beispiele sollen Ihnen das Zusammenwirken der Organe und ihre Abhängigkeit voneinander noch etwas deutlicher machen.

Nach der traditionellen chinesischen Medizin reguliert das Organpaar Milz und Magen die Nieren. Da Nieren und Blase ihrerseits das Herz kontrollieren, ist folglich der Einfluß des Urins auf das Herz groß. Ein schwaches Herz bringt Wasser ins Gewebe. Mit dosierter Flüssigkeit über Uringaben oder mit Kneippschen Güssen heilt man das Herz.

Bei einem optimalen Blutdruck von 125/85 (bei Dreißig- bis Vierzigjährigen) steht die erste Zahl für den systolischen und die zweite für den diastolischen Blutdruck. Befindet sich der diastolische Blutdruck bei über 100 mmHg, dann weist dies in der Regel auf eine Störung der Nieren hin. Bei zu hohem diastolischen Blutdruck muß das Herz immer gegen diesen anarbeiten. Dabei leidet es. Den Zusammenhang zwischen Herz und Nieren kann man als sinnvoll erkennen, wenn man weiß, daß Urin aus den wäßrigen Bestandteilen des Blutes besteht. Das Herz ist dem Wäßrigen, nämlich Blut und Lymphe, verbunden.

Die Nieren laden die Leber mit ihrem Qi auf und sind ihr mithin als energiezuführendes Organ vorgeschaltet. Das Herz kontrolliert die Lunge. Störungen in der Herzfunktion führen daher sehr oft zu einer reflektorisch bedingten Bronchitis. Im schlimmsten Fall sammelt sich dabei Flüssigkeit in der Lunge. Folglich kann sie nicht mehr genug Luft aufnehmen. Das Herz verliert seine Kontrolle über die Lunge, und es kommt zu einem Lungenemphysem (Blählunge). Entzündungen vermischen sich mit der angesammelten Flüssigkeit. Stauungen in der Lunge lösen im weiteren Verlauf auch Stauungen in der Leber aus, da die Leber unter normalen Umständen von der Lunge kontrolliert wird. Es kommt zu einer Flüssigkeitsansammlung im Bauchraum, und der Bauch wird dick. Die Lunge kommt gegen den Druck aus dem Bauchraum nicht mehr an. Aus der Leber kommt es über die Pfortader zu Stauungen in den Beinen, die man leicht an den daraus resultierenden Krampfadern erkennen kann. Es kann über einen Rückfluß des Blutes zur Lunge bis hin zum Blutspucken kommen.

Qi durchfließt den Körper. Ein Organ sorgt dafür, daß das andere, nachfolgende Energie bekommt. Ein Organ kontrolliert das andere, damit es im gesunden Rhythmus bleibt. Ein Organ sorgt immer für die notwendige Beweglichkeit des anderen und bremst bei Überaktivität. Alle Organe müssen wie ein Waagebalken im dynamischen Gleichgewicht gehalten werden. Das ganze System muß miteinander funktionieren, um die goldene, aber beweglich schwingende Mitte zu halten. Gelingt dies nicht, dann kommt es zur Krankheit.

Die Fünf-Elemente-Lehre ist folglich ein Erklärungsmodell für die Produktion, Verteilung und Regulation von Energie. Anhand dieses Modells kann man die zentrale Bedeutung der

Lebenskraft Qi erkennen. Qi durchfließt in einem endlosen Kreislauf den Körper. Folglich hat die Krankheit eines Organs immer Rückwirkung zunächst auf das in Flußrichtung benachbarte Organ und schließlich auf den gesamten Körper. Die Krankheit im Körper beschränkt sich nicht auf einen bestimmten Bereich, ein bestimmtes Organ. Die Störung an einer Stelle trifft immer das ganze System.

Das Säure-Basen-Gleichgewicht

Die Stabilisierung der Gesundheit ist nur möglich, wenn sich der Säure-Basen-Haushalt in einem ausgewogenen, auf Belastungen adäquat reagierenden Gleichgewicht befindet. Der Mensch ist von Natur aus basisch profiliert. Die Galle besitzt im Normalfall einen pH-Wert von 7,5, der Speichel liegt bei 7,9, die Bauchspeichelsäfte bei 9,0 und das Blut bei 7,35. Gerade im Blut ist der Schwankungsbereich äußerst gering und darf höchstens zwischen 7,3 und 7,4 pendeln. PH-Werte außerhalb der Norm erzeugen deutlich spürbare gesundheitliche Störungen.

Magensäure hat einen pH-Wert von 1,7 und ist damit ausgesprochen sauer. Deswegen ist der ausgleichende, basische Bauchspeicheldrüsensaft unverzichtbar. Der pH-Wert von Urin sollte am Morgen etwa bei 5,0, seltener bei 6,0 liegen. Ab Mittag steigt er meist auf 6,0, und am Abend erreicht er in der Regel 6,5 bis 8,0. Die nächtliche Säurenausscheidung sorgt dafür, daß der Urin-pH-Wert am Morgen wieder auf 5,0 zurückfällt.

Ich rate Ihnen, überprüfen Sie mit Indikatorpapier aus der Apotheke dreimal wöchentlich morgens und abends, immer zur gleichen Tageszeit zwei Stunden nach dem Essen, vier Wochen lang den pH-Wert Ihres Urins und Speichels. Schreiben Sie sich Ihre Wert auf, denn durch sie erhalten Sie einen Überblick über den Rhythmus des pH-Werts Ihres Körpers.

Haben Sie abends z. B. immer einen Urin-pH-Wert von ca. 5,0 wie morgens, dann wissen Sie nun, daß Ihr Körper unter einem enormen Säureübergewicht leidet und offenbar nicht mehr die Fähigkeit hat, den Säurespiegel allein über Tag auszugleichen. Mit einer Kombination aus Urintherapie und Ernährungsumstellung können Sie ihm dabei helfen.

Der Urin-pH-Wert spiegelt primär den Funktionsstatus der linken Körperseite wider. Ein pH-Wert, der sich während des Tages im sauren Bereich unter 6,4 befindet, weist auf Belastungen des Herzens hin. Leber, Bauchspeicheldrüse und Niere sind wichtige Organe für den Säure-Basen-Haushalt, welcher im pH-Wert zum Ausdruck kommt. Bei saurem pH-Wert kann folglich eine Minderleistung von Bauchspeicheldrüse und linker Niere nicht ausgeschlossen werden. Eine gestörte Nieren- und Leberfunktion, Galle und Bauchspeicheldrüse sind mit eingeschlossen, ist gleichzusetzen mit einer Verschlechterung der Körperenergiestruktur. Die Stoffwechselleistung ist vermindert und die Entgiftung nicht optimal. Die Ernährung bedarf also unbedingt einer Überprüfung. Ein saurer Urin-pH-Wert verlangt basische Nährstoffe. Ein zu basischer Wert über 6,4 fordert mehr Säure für den Körper. Saurer Urin mit pH-Werten unter 6,4 macht den Verzehr von mehr Gemüse notwendig.

Der Speichel-pH-Wert steht in Beziehung zur rechten Körperseite und gibt primär Auskunft über die Leistungsfähigkeit von Leber und Galle mit rechter Niere. Wer einen basischen Speichel mit einem pH-Wert über 6,4 besitzt, dessen Stoffwechsel erfolgt in diesem Bereich zu langsam. Durch Stauungen und Enzymverschiebungen kommt es zu Gärung und Fäulnis. Die Winde stinken, und die Verdauungsleistung kann gestört sein. Es liegt eine qualitative Störung des Stuhlgangs vor, die sich aber nicht unbedingt in seiner Quantität widerspiegelt. Die Häufigkeit des Stuhlgangs muß mit seiner

Qualität übereinstimmen. Ist das nicht der Fall, kann zum Beispiel durch Minderfunktion der Schleimhaut Vitamin A nicht aufgenommen werden. Achten Sie bei basischem Speichel-pH-Wert über 6,4 auf die Zufuhr von säurebildenden Nährstoffen und Vitamin C.

Ist der Speichel-pH-Wert sauer und liegt unter 6,4, dann leiden Sie an Sauerstoffmangel. Eine gut funktionierende Leber und Galle ist die Voraussetzung für die richtige Sauerstoffversorgung aufgrund ausgewogener Stoffwechselleistung. Den Stoffwechsel kann man mit Hilfe von Phönix-Phönohepan-Tropfen sowie mittels Magen-/Darm- oder Leber-/Gallentees anregen. Bewegungstherapie, Ernährungsumstellung, gesunde Bauchatmung und ausreichende Flüssigkeitszufuhr (kein Alkohol!) sind ebenfalls wichtig. Wenn Sie zusätzlich auch Süßigkeiten und Auszugsmehle meiden, dann sind Sie auf dem richtigen Weg zu gesunden pH-Werten in Darm und Speichel.

Zuviel Säure im Körper blockiert oder behindert viele Körperfunktionen, z. B. die Sauerstoffversorgung. Auch die Harmonie zwischen den Organen ist dann gestört, und Krankheiten können schneller entstehen. Je nachdem, ob Sie zum Zeitpunkt der Messung unter Streß leiden oder nicht, ob Sie sich überwiegend sauer ernähren oder basisch, der pH-Wert von Speichel und Urin wird Ihnen genau mitteilen, was Ihrem Körper guttut und was nicht. Zwei Stunden nach der Mahlzeit sollte der pH-Wert Ihres Speichels dicht bei 6,4 liegen. Dieser Wert gibt Ihnen die Gewißheit eines gesunden inneren Körpermilieus.

Gemäß der traditionellen chinesischen Medizin entsprechen Säuren der wärmenden aktivierenden Yang-Kraft und Basen der kühlenden harmonisierenden Yin-Kraft. In unserem Körper brauchen wir beides, Yin und Yang, als sich bedingende, sich gegenseitig regulierende Faktoren. Nur beide Formen

Die Regulierung des Säure-Basen-Haushalts

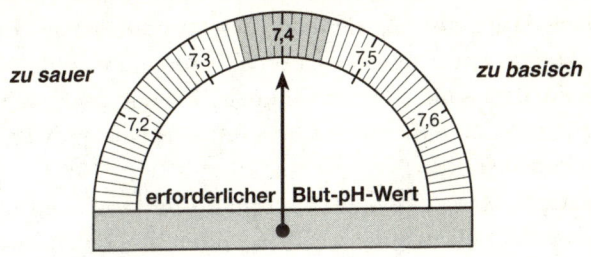

zu sauer   7,2   7,3   7,4   7,5   7,6   *zu basisch*

erforderlicher | Blut-pH-Wert

ab 7,35 kommt es zu:
- Ketonkörpern bei Blutzucker
- Erschöpfungszustand
- Nierenschwäche
- massiven Entzündungen
- Leber- und Bauchspeicheldrüsenschwäche
- Durchfall

ausgelöst durch:
- übersäuerte Nahrung
- ungesunde Atmung
- Bewegungsmangel
- Streß

ab 7,45 kommt es zu:
- Erbrechen
- Fieber

ausgelöst durch:
- entwässernde Medikamente
- überprovozierte Atmung
- zu basische Nahrung
- Bewegungsmangel

Der Körper reguliert den pH-Wert durch:
- Bikarbonat-Puffersystem
- ausgewogene Ernährung
- Entschlackung mittels Urintherapie
- Stuhlgang
- Eiweißpuffer
- Phosphatpuffer
- Blutfarbstoff
- gesunde Atmung
- Ausgewogenheit von Leber, Nieren, Bauchspeicheldrüse, Magen-Darm-Trakt
- Bewegungstherapie

gemeinsam ergeben das lebensnotwendige Ganze. Wenn ständig wärmende Yang-Kraft vorherrscht, dann kommt es irgendwann zum Ausbruch einer »heißen« von Fieber begleiteten Yang-Krankheit. Hat jedoch die kühlende Yin-Kraft die Oberhand, dann leidet der Patient ständig unter einem Mangel an Wärme und friert. In beiden Fällen hat das Ausgleichssystem versagt. Säuren und Basen neutralisieren sich nicht mehr gegenseitig.

Phosphor, Schwefel, Chloride, Kohlensäure, Kohlenstoff und Milchsäure weisen auf ein saures Milieu hin. Kalzium, Natrium, Kalium, Eisen, Kupfer, Magnesium und Mangan sind basischer Natur. Sie sorgen dafür, daß aus einem sauren pH-Wert wieder ein basischer wird. All diese Mineralstoffe sind reichlich in biologisch angebautem Gemüse enthalten und damit eine ideale Grundlage für eine auf Rohkost basierende Ernährung. Das ist wichtig, weil die für den deutschen Normalbürger typische Kost in der Regel viel zuviel Säure enthält.

Ein übersäuertes inneres Milieu geht Hand in Hand mit schmerzenden Muskeln und Gelenken, mit Müdigkeit und Abgespanntheit, ja sogar mit Depression. Es wirkt sich auf den pH-Wert des Blutes aus, welches besonders empfindlich auf die Verschiebung des Säure-Basen-Gleichgewichts reagiert. Der pH-Wert von Blut sollte bei 7,35 liegen. Um diesen Wert halten zu können, müssen Lunge und Niere säureprägenden Wasserstoff ableiten und basenspendende Stoffe wie Bikarbonat zurückhalten. Beides muß im Körper im Sinne des Aufbaus, Abbaus und der Verteilung und Regulation umgeleitet werden.

Ein saures inneres Milieu setzt den Körper unter Streß. Säure begünstigt Entzündungen, Durchblutungsstörungen, erzeugt Sauerstoffmangel, führt zu Leistungsminderungen, seelischen Störungen und Abwehrschwäche. Säure im Übermaß ist nicht selten die Ursache für eine Erkrankung. Viele chronisch erkrankte Patienten werden oft allein durch die Neuausrichtung der Ernährung auf ein basisches Milieu geheilt. Die Urintherapie unterstützt diesen Heilungsprozeß in dreierlei Hinsicht. Erstens sorgt sie für Ausleitung und Entgiftung. Zweitens bekommt der Patient ein besseres Gefühl für richtige Ernährung zum richtigen Zeitpunkt. Drittens baut Urin auf und stärkt Stoffwechsel, Körperabwehr und Organfunktionen.

Inzwischen hat man sogar nachgewiesen, daß Diabetes durch die Übersäuerung des Körpers begünstigt wird. Andererseits ist jedoch auch ein langanhaltender, extrem basischer Zustand des Körpers ungünstig und kann zu Krebsbildung führen.

Ein ausgewogenes, dynamisches, atmendes, anpassungsfähiges Säure-Basen-Gleichgewicht erfordert Unterstützung durch genügend Bewegung, gesunde Atmung, harmonisches, positives, gesundes Denken und Fühlen. Vor allem aber ist eine Ernährung vermehrt mit Salaten, Sellerie und Möhren notwendig, um die im Körper vorhandenen Säurevalenzen zur alkalischen Seite hin zu verschieben. Dies führt zu einer Stärkung des Abwehrsystems, Krankheiten heilen schneller aus und Streßbelastungen können besser kompensiert werden.

Eine gute Möglichkeit, um auf einen gesunden Säure-Basen-Haushalt einzuwirken ist neben der Urintherapie das Urinfasten. Durch ständiges Wiedertrinken des über Tag ausgeschiedenen Urins zusammen mit den anderen Fastengetränken reinigt sich der Urin immer wieder neu. Er wird dadurch klar wie Wasser und schmeckt auch so. Wenn der Urin so sauber wird, kann er aus dem Körper umgekehrt um so mehr Schlackenstoffe herauslösen. Deswegen ist beim Urinfasten die Entgiftung auch so intensiv.

Noch ein besonderer Effekt zeigt sich beim Urinfasten. Durch den intensiven Umgang mit Urin als Fastenbegleiter erfolgt eine läuternde, bewußtseinsprägende Ausrichtung. Mit ihr parallel läuft eine Steigerung der Sensibilität, um Körperfunktionen, Körperbedürfnisse, Notwendigkeit von Therapien, deren Intensität, Dauer und Dosis besser abschätzen zu können. Durch die Vitalstoffe im Urin wie Mineralstoffe, Vitamine und Hormone erklärt sich die Regeneration. Diese Zusätze harmonisieren auch das körperliche, seelische und geistige Befinden.

Und noch einen Punkt sollten Sie wissen. Urinfasten ist ein gewaltiger Hochleistungssport für die Nieren. Nur könnte Sie die Wasserflut, die Sie ausstoßen, zum Dauerläufer auf die Toilette machen. Hier empfiehlt sich das Moxen als Zusatztherapie, um die Nieren zu kräftigen. Geeignet sind die Punkte Bl23 und KG4. Sie sollten je fünf Minuten lang gemoxt werden. Eventuell muß auch die Menge des getrunkenen Tagesurins reduziert werden.

Doch auf das Urinfasten bin ich bereits in meinem Buch *Lebenssaft Urin* ausführlich eingegangen. Die zuletzt gegebenen Hinweise sind aber darin nicht enthalten. Und gerade diese machen die Schwerpunkte des Urinfastens deutlich.

Enzyme

Enzyme sind wichtige Katalysatoren für die Lebensfähigkeit des Körpers und sind nahezu an fast allen Körperfunktionen beteiligt. In jeder Körperzelle sind über 3000 Enzyme enthalten. Ihre Aktivitäten beeinflussen alle Atome und Moleküle des menschlichen Körpers. Sie sind hochvitale Kräfte von elektromagnetischer, kosmischer Natur. Kein Urin könnte ohne sie entstehen, kein Blut würde fließen und das Gehirn wäre ein impulsloses Nichts.

Enzyme fungieren als Impulsgeber. Sie sorgen dafür, daß

Krankheiten ausheilen und daß Kohlenhydrate verdaut werden. Nur mit der Hilfe von Enzymen vermag der Körper Vitamine umzusetzen. Die Antikörper, welche der Körper zur Bekämpfung von Krankheiten vorschickt, benötigen den Enzymschlüssel. Enzyme wirken direkt in der menschlichen Zelle und sind am Aufbau der DNA als Zellbaustein beteiligt. Enzyme speichern und wecken Energien und setzen sie um. Dieser enzymgetragene Informationsfluß in der Zelle ist ein außerordentlich wichtiger Aspekt. Störungen innerhalb der DNA ergeben im gesamten Körper ein falsches Folgeprogramm. Daraus resultieren Schwachstellen in einem bestimmten oder auch in mehreren Organen, im Blut, in den Nerven, Muskeln und Bindegeweben. Solche Falschprogrammierungen innerhalb der DNA können auch über blockierende Umweltgifte, durch Viren, Bakterien, Pilze und störende elektromagnetische Impulse erfolgen und sich bis in das Erbgut hinein auswirken.

Der Körper ist nicht fähig, selbst alle für ihn notwendigen Enzyme herzustellen. Einen Großteil seines Bedarfs muß er über die Nahrung aufnehmen. Doch Enzyme reagieren wie Vitamine empfindlich auf Temperaturbelastungen: Bereits bei 50 Grad Celsius werden sie vollkommen zerstört. Gekochte Nahrung ist also nicht in jeder Hinsicht der beste Weg zur gesunden Ernährung.

Aminosäuren

Aminosäuren sind die einfachsten Bausteine der Eiweiße. Sie gehören zu den wichtigsten Bestandteilen lebender Organismen. Nur Pflanzen und Mikroorganismen können alle Aminosäuren aufbauen. Der tierische und der menschliche Organismus vermag insgesamt zwölf Aminosäuren zu synthetisieren, also selbst herzustellen, die restlichen acht müssen dem Körper mit der Nahrung zugeführt werden. Die folgenden Aminosäuren nennt man »unentbehrliche« oder essentielle Aminosäuren. Für den Menschen sind es Isoleuzin, Leuzin, Lysin, Methionin, Phenylalanin, Threonin, Tryptophan und Valin. Ein zu geringes Angebot an essentiellen Aminosäuren führt zu einer Störung der Eiweißsynthese in den Zellen, was schwere Stoffwechselschäden, z. B. Wachstumsverzögerungen, zur Folge haben kann.

Chlorophyll

Das Grün in der Natur, welches für den Menschen von so besonders großem Erholungswert ist, verdanken wir dem Chlorophyll in den Blättern der Pflanzen. Aus den knochigen, nackten Bäumen, den Graswurzeln und Büschen der Wintermonate bricht im Frühling neues Leben hervor. Der frische, grüne Farbstoff verwandelt mittels Photosynthese Lichtenergie in chemische Energie.

Mithin ist das Blattgrün eingefangene und transformierte Lichtenergie der Sonne. Rohkost und Salat enthalten also transformiertes Sonnenlicht, kosmische Lebensenergie. Dieser Umstand macht Rohkost und Salat im Ernährungsplan so unverzichtbar, auch im Hinblick auf die Verbesserung der Eigenharnqualität.

Chlorophyll setzt sich aus Kohlenstoff, Sauerstoff, Stickstoff und Wasserstoff zusammen. Gemeinsam bilden diese Bauteile einen Ring, der Magnesium einschließt. Es ist interessant, daß der wichtigste Bestandteil des Hämoglobins, der Farbstoffanteil Häm, ebenfalls aus einem solchen Ring besteht, bei dem lediglich Magnesium durch Eisen ersetzt ist – Eisen vermag Sauerstoff zu binden. Chlorophyll ist das lebendige Grün. Es ermöglicht Wachstum und Sauerstoffversorgung. Auch der rote Blutfarbstoff Hämoglobin ist ein Sauerstoffaktivator und Sauerstoffbinder.

Der menschliche Körper braucht Sonne in Form von behutsamer, direkter Sonneneinstrahlung oder in Form von Chlorophyll, dem transformierten Sonnenlicht, um leben zu können. Hämoglobin kann nur den Sauerstofftransport übernehmen, wenn das Umfeld um den und im Körper stimmt. Wenn wir Rohkost zu uns nehmen, bekommen wir Chlorophyll und damit lichtquantengeprägte Biophotonen. Chlorophyll stärkt durch das Ähnlichkeitsprinzip mit dem Blutfarbstoff die Vitalkraft des Blutes und damit natürlich des Urins. Chlorophyll enthält ein Gemisch aus Mineralstoffen, welches sich mit dem Mineralspiegel des Blutes verbindet und ihn reguliert. Die Sauerstoffbindung im Blut und die Sauerstoffversorgung des Körpers funktionieren besser.

Der Mensch könnte ohne die Einbindung in Kräfte der Erde und des Kosmos nicht existieren. Chlorophyll versorgt uns zugleich mit Lichtenergie und, über die Nährstoffe aus der Erde, mit Erdkräften. Kein Herz schlüge, kein gesprochenes Wort wäre möglich, kein Stück Kot könnte den Darm verlassen und ebenso kein Tropfen Urin die Harnröhre, wenn es nicht das Chlorophyll in der Nahrung gäbe.

Lassen Sie mich zusammenfassen, was Sie bisher über die fünf Säulen der Ernährung gelesen haben. Rohkost liefert Vitamine. Rohkost stellt Lichtquanten zur Zellkommunikation zur Verfügung. Rohkost aktiviert die Zellregeneration und -information und reguliert den Säure-Basen-Haushalt. Ohne einen ausgewogenen Säure-/Basenhaushalt heilt keine Krankheit, bleibt die Gesundheit nicht stabil, scheitert das Abwehrsystem an seiner Aufgabe, hinkt der Stoffwechsel, versagen die Nerven und entsteht Enzymmangel. Ohne einen normalen physiologischen Säure-Basen-Haushalt kann das Gehirn nicht optimal arbeiten. Verminderte Leistungsfähigkeit, Konzentrationsschwierigkeiten, Müdigkeit, Infektionsanfälligkeit und ein beschleunigter Alterungsprozeß sind die Folge. Damit hätte auch der Urin erheblich weniger Heilkraft.

Elemente der gesunden Ernährung

Die Ernährung des Menschen ist durch die Notwendigkeit gekennzeichnet, organische Verbindungen aufnehmen zu müssen. Die Nahrung sollte sich aus den Grundnährstoffen Eiweiß (10–15 Prozent des Kalorienbedarfs), Kohlenhydrate (55–60 Prozent des Kalorienbedarfs) und Fett (25–30 Prozent des Kalorienbedarfs bzw. ein Gramm je Kilogramm Körpergewicht) zusammensetzen, genügend Mineralstoffe, Vitamine, Spurenelemente sowie Ballaststoffe enthalten und durch sachgemäße Zubereitung für den Organismus gut aufschließbar und damit gut verwertbar sein.

Eiweiß

Eiweiße werden vorwiegend zum Aufbau und Ersatz von Zellen und zur Bildung von Enzymen und Hormonen benötigt. Beachten Sie bei der Zusammenstellung Ihrer Ernährung bitte, daß der Mensch pro Tag ein Gramm Eiweiß pro Kilogramm Körpergewicht zu sich nehmen soll. Bei gekochtem Essen destrukturiert Hitze die Eiweißbausteine. Auch pflanzliche Rohkost enthält Eiweiß, das als Pflanzenprotein zudem leichter resorbierbar ist als tierische Eiweiße. Der übermäßiger Eiweißgenuß führt zur Bildung von zuviel Harnsäure, Harnstoff und Ammoniak.

Proteinmangel ist bei vegetarischer Kost nicht zu fürchten. In einer ausgewogenen vegetarischen Ernährung mittels Rohkost sind alle Nährstoffe enthalten, die der Körper benötigt. Dies gilt gleichermaßen für Eiweiß, Kohlenhydrate und Fette, für Mineralstoffe, Vitamine und Spurenelemente. Wichtig ist dabei allerdings, die Nahrung ausreichend und gut zusammenzustellen.

Gute Proteinlieferanten sind Eier, Milchprodukte, die möglichst nicht aus der Molkerei stammen sollten, Mandeln, Kokosnüsse und Nüsse allgemein, Sojabohnen und alle gesprießten Getreidesorten wie Weizen, Buchweizen, Hirse, Alfalfa. Pflanzliche Proteine sind für den Körper leichter zu verarbeiten als tierische Proteine. Letztere sind schwer umzusetzen und belasten den Körper.

Um Proteine verarbeiten zu können, bedarf es unbedingt der eigenen Verdauungsenzyme und der Enzyme aus der Frischkosternährung. Enzyme brechen Proteine zu Aminosäuren auf. Diese werden vom Blutstrom aufgenommen und als Nährstoff zu den Zellen transportiert. Wer mit der Nahrung zu wenig Proteine aufnimmt, fühlt sich schwach und müde. Er kann sich nicht konzentrieren. Das Blut wird dünnflüssig, die Körperabwehr und die Hormonausschüttung sind vermindert.

Kohlenhydrate

Kohlenhydrate sind die wichtigsten Energiespender für den Körper. Sie sorgen für Körperwärme und Energie. Das wichtigste Kohlenhydrat ist die Stärke, die unter anderem in Getreideprodukten und Kartoffeln vorhanden ist. Doch auch Fruchtzucker, Ahornsirup und Bienenhonig sind Lieferanten von Kohlenhydraten. Bei einem Überangebot an Kohlenhydraten wird die nicht verbrauchte Menge in Form von Fett angelagert.

Fett

Fette sind wegen ihres hohen Energiegehalts die wichtigsten Energiereserven des Körpers. Ein Gramm Fett liefert mehr als doppelt so viel Energie wie die gleiche Menge Eiweiß oder Kohlenhydrate. Ein Überfluß von Kohlenhydraten führt zu Fettleibigkeit, da nicht benötigte Kohlenhydrate in Fett umgewandelt und abgelagert werden.

	gesättigte Fett-säuren (%)	einfach unge-sättigte Fett-säuren (%)	mehrfach un-gesättigte Fett-säuren (%)
Sonnenblumenöl	11	22	67
Sesamöl	16	41	43
Olivenöl	14	77	9
Weizenkeimöl	13	26	61
Palmöl	53	37	10
Butter	65	31	4
Kokosnußöl	91	6	3

Essentielle Fettsäuren (werden auch als Vitamin F bezeich-net) wie Arachidonsäure, Linolensäure und Linolsäure kön-nen im Körper nicht selbst synthetisiert werden, sind jedoch für den Ablauf vieler Körperfunktionen notwendig und müs-sen daher über die Nahrung aufgenommen werden. Kaltge-preßte Pflanzenöle sind reich damit gesegnet.
Fettsäuren werden in gesättigte, einfach ungesättigte und mehrfach ungesättigte Fettsäuren unterteilt. Gesättigte und einfach ungesättigte Fettsäuren sind dem menschlichen Or-ganismus nicht zuträglich. Sie führen leicht zu erhöhten Blutfettwerten und zu einem hohen Cholesterinspiegel. Min-destens 30 Prozent des Fettbedarfs sollte mit mehrfach unge-sättigten Fettsäuren gedeckt werden.

Mineralstoffe und Spurenelemente
Die wichtigsten basischen Mineralstoffe für den Körper sind Kalzium, Magnesium, Phosphor, Kalium und Natrium. Chrom, Kupfer, Jod, Eisen, Mangan, Zink und Selen werden für die

	Milli-gramm		Milli-gramm		Milli-gramm
Kalzium	1250,0	Sauerstoff	43,5	Molybdän	0,4
Phosphor	680,0	Eisen	12,9	Kupfer	0,1
Kalium	275,0	Kohlenstoff	12,5	Selen	0,1
Chloride	115,0	Wasserstoff	6,5	Jod	0,01
Schwefel	100,0	Zink	3,0	Mangan	0,01
Natrium	75,0	Stickstoff	1,8	Kobalt	0,005
Magnesium	450,0	Fluor	1,0	Chrom	0,002

Körperabwehr benötigt. Schwefel, Nickel, Kobalt, Fluor, Sauerstoff, Kohlenhydrate, Wasserstoff und Stickstoff erfüllen ebenfalls wichtige Körperfunktionen.

Ein Entzug von Mineralstoffen und Spurenelementen kann Mangelerscheinungen hervorrufen.

Bei Jodmangel z. B. kommt es zu einer Schilddrüsenstörung, Zinkmangel verzögert die Wundheilung, Mangan und Chrom scheinen die Herzfunktion zu stützen, und Selen hält die Abwehrkraft des Immunsystems gegen Viren und Umweltgifte aufrecht.

Die folgenden Mineralstoffe und Spurenelemente (in Milligramm) braucht ein Mensch mit ca. 70 Kilogramm Lebendgewicht u. a.:

Vitamine

Vitamine ist die Bezeichnung für eine Gruppe von chemisch sehr unterschiedlichen Substanzen, die für den Stoffwechsel des menschlichen Organismus unentbehrlich sind, die dieser aber nicht selbst synthetisieren kann. Daher müssen Vitamine mit der Nahrung zugeführt werden. Ein Mangel an Vitaminen kann zu verschiedenen Vitaminmangelkrankheiten wie z. B. Beriberi (Vitamin-B1-Mangel) oder Skorbut (Vitamin-C-Mangel) führen.

Vitamine sind in den meisten Nahrungsmitteln enthalten, so daß bei ausgewogener Ernährung keine Vitaminmangelerkrankungen auftreten. Durch unsachgemäße Lagerung oder Zubereitung der Lebensmittel kommt es jedoch zu einer beträchtlichen Zerstörung der vielfach sauerstoffempfindlichen und hitzelabilen Vitamine. Ein überhöhter Vitaminbedarf kann u. a. im Wachstumsalter, in der Schwangerschaft, bei Krankheit und Rekonvaleszenz vorliegen.

Die folgenden Vitamine tragen im einzelnen zur Verbesserung des Gesundheitszustands bei:

Vitamin A: Hautfunktion; Zellschutz gegen freie Radikale; Zahnzustand; Sehfähigkeit; Wachstum und Vitalität; Widerstandsfähigkeit; Schleimhaut.

Vitamin B₁: Nervenfunktion; Gedächtnis; Herz- und Muskelfunktion; Verdauung; Kohlenhydratstoffwechsel; Herzmuskel, seelisches Gleichgewicht.

Vitamin B₂: Gesundheitszustand generell; Wachstum; Energieproduktion; Hautfunktion; Sehfähigkeit; Schleimhaut; Zellatmung; Blutbildung; Nahrungsumsetzung.

Vitamin B₂/Niazin: Magen-/Darmfunktion; Hautzustand; Nervensystem; Konzentrationsfähigkeit.

Vitamin B₅: Antikörperbildung; Verdauung, Nervensystem.

Vitamin B₆: Fett- und Proteinstoffwechsel; Blutbildung; Nervensystem; Gehirn und Muskeln; Nerven; Sehkraft; Abwehr.

Vitamin B₁₂: Blutbildung; Nervenfunktion; Fettumsetzung; Protein- und Kohlenhydratumsetzung; allgemeine Stärkung.

Vitamin C: Zahnzustand; Abwehr freier Radikale; Abwehr-

schutz; Schleimhaut und Knochen; Zellschutz; Bindegewebe; Gesundheitszustand generell; Vitalität.

Vitamin D: Zahn- und Knochenaufbau.

Vitamin E: Abwehr gegen freie Radikale; Blutgerinnung;
Kreislauf; Schleimhaut; Leber; Herzmuskel; Hautregene-
ration; Sauerstoffumsetzung.

Vitamin F/essentielle Fettsäuren: Zustand von Drüsen, Haut
und Haaren; verbesserte Kalziumaufnahme; mindert Cholesterin.

Vitamin H/Biotin: Stoffwechselaktivierung; Hautfunktion.

Vitamin K: Wirkt gegen Blutgerinnung; stärkt Leberfunktion.

Vitamin P: Kapillarzustand; Widerstandsfähigkeit.

Allgemeine Ernährungshinweise

Sie müssen bei Ernährung nicht Sklave irgendeiner Ernäh-
rungslehre werden. Sie sollen das Mögen, Wollen, Genießen
an gesunden, konstruktiven, maßhaltenden, individuellen
und doch ganzheitlichen Prinzipien messen. Sie sollen Ihre
Intuition gelten lassen und entwickeln. Über eine gesunde
Intuition gelangen Sie zu Bescheidenheit, Demut, Bewußt-
heit, Einfachheit und zum Maßhalten. Damit sind Sie schon
auf dem besten Weg zu einer gesunden Ernährung, denn seit
alters her weiß man: Mit den einfachsten Mitteln kann man
die größte Wirkung erzielen.

Sie müssen Ihre Ernährung immer wieder mit sich selbst als
Person in Verbindung bringen und nicht als ein von Ihnen
losgelöstes Phänomen betrachten. Machen Sie sich klar: Sie
sind ein Spiegelbild dessen, wie Sie sich ernähren. Sie brauchen eine Nahrung, die Ihrem Wesen, Ihrer Konstitution,
Ihrer Regeneration und Ihrem Stoffwechsel Rechnung trägt,

aber nicht Genußsucht und Mast sein soll. Die folgenden allgemeinen Richtlinien sollen Ihnen bei der Umstellung helfen.

- Überprüfen Sie Ihre *Eßgewohnheiten.*
- Im Fett schwimmende Bratkartoffeln am *Abend* sind zuviel für den Körper, der zur Ruhe gehen will.
- Fernsehen und Lesen beim Essen sind unnötige *zusätzliche Streßfaktoren.*
- Das *Getränk* zum Essen, das die Produktion von Verdauungsfermenten und die notwendige Durchblutung in den Verdauungsorganen stört, dient nicht der Gesundheit.
- Wo der *Salat* zum Mittagessen fehlt, da fehlt ein wesentlicher Baustein im Ernährungsplan.
- Wer ständig zwanghaft *Süßigkeiten* essen muß, ist nicht im Einklang mit sich selbst. Machen Sie sich klar, daß Sie mit Ihrer Sucht nach Süßigkeiten nach etwas »suchen«. Was könnte das sein? Süßigkeiten sind fast immer der Ersatz für etwas, was der Dreiheit Körper, Geist, Seele fehlt. Eine Abhängigkeit von Süßem kann z. B. auch heißen, daß man kein ausgewogenes Gleichgewicht zwischen Saurem und Süßem/Basischem erreicht.
- Essen Sie Sauermilch, Joghurt, Sauerkraut und Salzgurken; diese Nahrungsmittel verstärken die Leistungsfähigkeit des Darmes und des Abwehrsystems.
- Nehmen Sie *Kohl* in Ihren Speiseplan mit auf. Er hat eine darmstabilisierende Wirkung und ist daher ein prophylaktisch gegen Krebs wirkendes Nahrungsmittel. Außerdem ist Kohl entzündungshemmend und neutralisiert Reizstoffe und vor allem krebserregende Stoffe.
- Die *Karotte* ist eine wichtige Quelle von Beta-Carotin. Dieses schützt die Schleimhaut und hat gemäß amerikanischer Forschungsergebnisse eine zellstabilisierende, ge-

sundende Wirkung. Es schützt vor Krebs und verbessert die Zellatmung.

- Essen Sie nach dem Essen Kümmel oder Aniskörner. Sie reinigen den Darm.
- Entscheiden Sie sich für eine ausgewogene, naturbelassene vegetarische Kost oder für Rohkost.
- Machen Sie sich durch *Bücher* mit Ayurveda und der Hayschen Trennkost vertraut.
- Vermeiden Sie *tiefgefrorenes* Gemüse, *Fruchtkonserven* sowie Gebratenes. Ihr Körper braucht die Enzyme, die diesen außerordentlich schwerverdaulichen Lebensmitteln fehlen.
- Allgemein ist es besser, auf Gewürze zu verzichten. Wenn Ihnen dies jedoch nicht gelingt, dann lassen Sie wenigstens die »heißen«, starken Gewürze ganz fort und nehmen von den anderen, milderen nur sehr wenig. Cayennepfeffer, Meersalz, Ingwer und Knoblauch sind in kleinen Mengen erlaubt.
- Wenn Sie nicht vegetarisch leben können, dann sollten Sie wenigstens zu jeder Mahlzeit ausreichend frische Früchte, frisches Gemüse und Salate zu sich nehmen. Denken Sie daran, Frischkost ist Enzymkost.
- Früchte sind Ihrer Gesundheit dann am zuträglichsten, wenn Sie sie drei Stunden vor oder nach den Hauptmahlzeiten zu sich nehmen. Sonst vermischen sie sich mit den anderen Nährstoffen und können wegen unterschiedlicher Enzyme und Verdauungssäfte nicht richtig aufgeschlossen werden.
- Essen Sie frische Früchte. Obst aus dem Tiefkühlregal sind tote Früchte mit stark vermindertem Enzymgehalt.
- Früchte können mit Joghurt oder Dickmilch gegessen werden. Diese Milchprodukte erleichtern dem Körper den Zugang zu den Nährstoffen des Obstes.

- Verwenden Sie unbedingt *Fruchtsäfte*, die Sie selbst frisch pressen, oder, wo dies nicht möglich ist, Fruchtsäfte aus dem Reformhaus. Denken Sie daran, alle fabrikmäßig hergestellten Fruchtsäfte sind behandelt, und durch die Lagerung gehen wichtige Nährstoffe aus den Früchten verloren.
- Frische Salate, Gurken und Möhren können Sie so oft und soviel essen, wie Sie mögen.
- Trinken Sie während der Urintherapie keinen Kaffee, keinen schwarzen Tee, keinen Alkohol und kein Mineralwasser mit Kohlensäure.
- Essen Sie kohlenhydrat- und eiweißreiche Nahrungsmittel immer in Kombination mit Gemüse. Sparen Sie an Fett, soviel Sie nur können. Ohne Fett zubereitete Speisen werden schneller verdaut und bilden keine belastenden toxischen Stoffe.
- Normalkost, oft noch hastig gegessen, neigt zu Gärung und Fäulnis. Sie belastet somit Ihren Magen-/Darmbereich. Giftige Stoffe bilden sich, Blähungen, Mundgeruch und Magendruck stören.
- Vegetarische Ernährung verhindert laut Forschungsergebnissen der Amerikanischen Medizinischen Gesellschaft 90 bis 97 Prozent aller Herzkrankheiten.
- Wissenschaftliche Untersuchungen haben ergeben, daß 80 Prozent aller chronischen Erkrankungen durch falsche Ernährung entstehen.
- Salz ist so kostbar wie Gold, verwenden Sie es entsprechend sparsam. Es ist dem Körper nur in kleinen Mengen zuträglich. Vergessen Sie nicht, daß Salz unter Umständen Bluthochdruck erzeugen kann.
- Wenn Sie sich vegetarisch oder mittels Rohkost ernähren, dann brauchen Sie weder Vitaminpillen noch Vitaminspritzen. Früchte und Gemüse sind reichlich mit Vitaminen gesegnet.

- *Kaffee und Tee* können physisch und seelisch abhängig machen. Beide Getränke erhöhen möglicherweise den Herzschlag und den Blutdruck, stören die Durchblutung, erzeugen Diabetes, Magenkrämpfe, Krebs und Unruhezustände, sorgen für Schlaf- und Verdauungsstörungen. Verzichten Sie auf diese Suchtmittel, regulieren Sie Ihr Wohlbefinden und Ihre gesunden Körperfunktionen mit natürlicher Ernährung. Seien Sie mit einer gelegentlich genossenen Tasse Kaffee oder Tee zufrieden.

- Vermeiden Sie alle *kohlensäurehaltigen Getränke*. Die darin enthaltene Säure stört Ihren Körper und greift Ihre Zähne an.

- Verzichten Sie auf das Rauchen.

- Wenn Sie Essig benötigen, dann verwenden Sie z. B. den in Holzfässern gereiften italienischen Balsamessig. Viele andere Essigsorten hemmen die Speichelsekretion und verhindern so die Verdauung von Kohlenhydraten.

- Essen Sie nichts Scharfes und auch nichts, was einen starken Geruch aufweist. Diese reizenden Nahrungsmittel erzeugen toxische Stoffe und stören die Harmonie des vegetativen Nervensystems.

- Verzichten Sie auf *Industriebrot* und industriell hergestelltes Gebäck. Sie sind tote Nährstoffe. Zuweilen enthalten sie Geschmacksverstärker, Duftstoffe, Farbstoffe usw. Sie belastet den Körper und führen zu Gärungsvorgängen im Darm.

- Schlagen Sie sich den Magen nicht voll, sondern essen Sie in Maßen. Hören Sie dann auf, wenn Sie ein *beginnendes* Sättigungsgefühl verspüren. Zuviel Essen erzeugt ein wachsendes Hungergefühl. Ein Glas Urin vor dem Essen mindert den Appetit, sensibilisiert die Geschmacksnerven und fördert die Verdauung.

- Wenn Sie keine Rohkost zu sich nehmen, essen Sie morgens bzw. mittags kalt und abends warm.

Denken Sie über alle in diesem Kapitel gemachten Vorschläge nach und entscheiden Sie für sich, was Sie am besten und weniger gut essen können. Um das Gebiet der Ernährung abzuhandeln ist eigentlich ein ganz neues, dickes Buch erforderlich. Doch zu diesem Thema gibt es schon eine ganze Menge, und ich wollte kein weiteres hinzufügen. Ich wollte Sie jedoch darauf aufmerksam machen, wie die Urintherapie unter Ergänzung durch eine gesunde, ausgewogene Ernährung zur Urinheilkunst wird.

Rohkost

Es dürfte Sie wenig überraschen, daß ich Ihnen als die Basis einer gesunden Ernährung die Rohkost ans Herz legen möchte. Für sie spricht, daß Enzyme und Vitamine nicht wie beim Kochen zerstört werden, sondern den Bedarf des Körpers decken helfen. Aber auch viele andere Faktoren weisen, wie Sie im folgenden noch sehen werden, immer wieder auf die Rohkost.

Amerikanische Forschungsergebnisse zeigen klar, daß ein direkter Zusammenhang zwischen Ernährungsgewohnheiten und Krankheiten besteht. Je ausgewogener und naturbelassener die Ernährung, je schonender die Zubereitung und je vegetarischer orientiert die Kost ist, desto weniger Krankheiten entstehen. Vor allem kommt es bei gesunder Ernährung in Verbindung mit einer natürlichen, harmonischen Lebenseinstellung kaum zu chronischen Erkrankungen.

Dies läßt umgekehrt den Rückschluß zu, daß der Anteil an chronischen Erkrankungen steigt, wenn die Ernährung weniger gesund, naturbelassen, zeitgemäß oder dem Tagesrhythmus angepaßt ist.

Grundlagen der Darmtherapie

Der amerikanische Biologe Dr. Reams stellte fest, daß sich im Laufe des Lebens Ablagerungen auf der Darminnenwand bilden können. Sie verhärten sich nach und nach und verbinden sich schließlich fest mit der Schleimhaut. Parasiten nisten sich in dieser kompakten Ablagerungsfläche ein, Bakterien und Fäulnisgifte gesellen sich dazu, Parasiten und Bakterien streuen Toxine aus, und es kommt zu einer Potenzierung von Fäulnis- und Gärungsgiften. Die so entstandene künstliche Giftquelle entleert sich in die Blutbahn und belastet die Organe. Die Abwehrkraft wird geschwächt, Durchblutung, Zellregeneration und Stoffwechsel sind blockiert.

Leider muß man davon ausgehen, daß die meisten Menschen auch ohne die von Dr. Reams entdeckten Ablagerungen einen grundlegend gestörten Darm haben, und sei es nur durch die Stoffe aus der Umweltbelastung. Darmpflege ist somit Gesundheitspflege. Richtige Ernährung steht dabei obenan, und der »grüne Trunk« ist in diesem Zusammenhang wegweisend.

Der »grüne Trunk«

Dieses wichtige Hilfsmittel sorgt für einen grundlegenden Ausgleich und führt Disharmonien im Körper zur Norm zurück. Der grüne Trunk ist ein Saft aus frischem, ungiftigem Blattwerk. Löwenzahn, Sauerampfer und Brennesseln sind ebenso geeignet wie Tannennadelspitzen, Weiden- und Buchenblätter. Es gehören Kohlblätter, Möhrenkraut, aber auch die Möhre selbst und z. B. Rettich und Kohlrabi für die Geschmacksverbesserung hinzu. Kombinieren Sie jeweils fünf bis sechs verschiedene Kraut- oder Gemüsesorten. Regulieren Sie den Geschmack mittels Rettich, Spargel oder z. B. Apfelsaft. Entsaften Sie Ananas, Birnen, Orangen, Zitronen. Durch den Trunk führen Sie Ihrem Körper das in den Pflanzen gespeicherte Sonnenlicht, Enzyme, Vitamine und Mineralstoffe zu. Sie stärken vor allen Dingen die Niere. Grundsätzlich können Sie sich merken, daß alle schwarzen oder blauen Nährstoffe Darm und Niere stärken. Schwarz ist beispielsweise die Schwarzwurzel, oder die schwarze Walnuß, deren Öl sich verwenden läßt, die schwarze Bohne oder Schwarzkümmelöl. Blau sind z. B. Heidelbeeren oder Blaukohl.

Darmlavage, Klistiere, Urinfasten

Unumgänglich für die Darmpflege ist auch die Darmlavage durch Urintrinken als Heilmittel oder zur Vorbeugung.

Bleibe- und Entleerungsklistiere mit Urin sind ebenfalls unentbehrlich. Sie ergänzen sinnvoll das Urintrinken, regulieren einen gestörten Darm und sind Bestandteil der grundlegende Behandlungsformen in der Urintherapie. Bleibe- und Entlehrungsklistiere können in Kombination mit jeder anderen Therapie eingesetzt werden.

Der Entleerungsklistier führt dem Darm so viel Flüssigkeit zu, daß er entleert werden muß. Beim Bleibeklistier reichen bereits 10 bis 40 Milliliter, die im Darm verbleiben und resorbiert werden und dabei spülend, regenerierend wirken. Dies wird zweckmäßigerweise vor dem Schlaf verabreicht. Die Regulierung der Darmfunktion zu einem gesunden harmonischen System ist das A und O jeglicher Therapie.

Auch das Urinfasten gehört als Basistherapie hierher, allerdings nur unter der Voraussetzung, daß das persönliche Befinden des Patienten eine Urinfastenkur zuläßt.

»Kohl tut wohl«

Kohl ist nicht nur ein billiges, überall erhältliches Gemüse, sondern es reinigt außerdem das Darmsystem von krebserzeugenden Stoffen und verbessert die Schleimhäute und die

Enzymaktivität im gesamten Magen-/Darmbereich und auch im Mund. Daher rate ich Ihnen, dann und wann eine »Kohl-Kur« in Ihren Ernährungsplan einzufügen. Das folgende Rezept für eine Kohlsuppe eignet sich gut als zentraler Baustein einer einwöchigen Kur.

Zutaten: 1 kleiner Kohlkopf, 6 Zwiebeln, 2 Paprikaschoten, 1 Bund Frühlingszwiebeln, 1 Bund Sellerie, 6 Möhren, 450 g grüne Bohnen, 300 g selbstgepreßter Tomatensaft, 500 g geschälte Tomaten, zusätzlich 1 Tüte Zwiebelsuppe, Pfeffer und frische Kräuter (Petersilie, Dill) nach Belieben, $1/_2$ Tasse Balsamessig.

Zubereitung: Das Gemüse, möglichst frisch aus biologischem Anbau, wird kurz gewaschen, wobei darauf geachtet werden muß, daß es im Wasser nicht auslaugt. Die wirksamen Bestandteile in der Gemüsestruktur zersetzen sich im Wasserbad und durch Luftzutritt. Nutzen Sie warmes Wasser, um eventuelle Rückstände von Spritzmitteln wenigstens zum Teil zu entfernen. (Ihr Naturheilpraktiker hat evtl. ein Ausleitungsmittel gegen landwirtschaftliche Umweltgifte, welches Sie in das Kochwasser für das Gemüse oder in das Waschwasser geben und damit Insektizide und Pestizide größtenteils neutralisieren können.) Unmittelbar vor dem Kochvorgang wird es mit einem Messer aus Porzellan oder Plastik kleingeschnitten (Schneidewerkzeuge aus Metall verändern die Vitalkraft von Pflanzen und Obstsorten und eignen sich daher nicht). Nach dem Schneiden wird sofort alles zusammen in einen großen Topf gegeben, der mit Wasser aufgefüllt wird, bis der Inhalt bedeckt ist. Das Gemüse muß 10 Minuten kochen und dann auf kleiner Flamme weiterköcheln, bis es weich ist.
Zu dieser Kohlsuppe, die beliebig oft und in beliebigen Men-

gen gegessen werden kann, dürfen Sie bei Ihrer »Kohl-Kur«
trinken, und zwar den Morgen- und den Abendurin und, sofern verträglich, auch den Tagesurin.

Ihre übrige Ernährung sollte sich folgendermaßen zusammensetzen:

1. *Tag:* Frisches Obst außer Bananen in beliebiger Menge.

2. *Tag:* Frisches Gemüse roh oder gedünstet außer Erbsen
und Bohnen. Es darf zusätzlich eine Pellkartoffel mit einer
Messerspitze Butter gegessen werden.

3. *Tag:* Frisches Obst und Gemüse nach Belieben über den
Tag verteilt. Ausgeschlossen sind Karotten und Bananen.

4. *Tag:* Es können 8 Bananen über den Tag verteilt gegessen
werden. Sie dürfen so viel fettfreie Milch trinken, wie Sie
mögen.

5. *Tag:* Es sind 350 g Fisch oder Hühnerbrust erlaubt. Dazu
können über den Tag verteilt 6 Tomaten gegessen werden.

6. *Tag:* Heute gibt es Hühnerbrust oder Fisch, soviel Sie mögen, und dazu grünen Salat, der mit Zitronensaft und Balsamessig angemacht ist. Ein wenig Pfeffer mag den Geschmack abrunden. Wahlweise kann Spinat gegessen werden.

7. *Tag:* Heute dürfen Sie Reis mit frischem Gemüse nach Wahl
essen, soviel Sie mögen.

Trinken dürfen Sie während Ihrer Kur ungesüßten Kräutertee,
Wasser und zuckerarme Obstsäfte, die am besten zu 50 Prozent mit Wasser verdünnt und frisch gepreßt sein sollten.
Auch der »grüne Trunk« ist selbstverständlich erlaubt. Alkohol, Rauchen, Kaffee, schwarzer Tee und zuckerhaltige Getränke wie Limonaden sind absolut verboten! Klistiere und andere Urinanwendungen sind wünschenswert, aber kein Muß.
Nach der »Kohl-Kur« sollten Sie mit der Hayschen Trennkost

oder alternativ mit Ayurveda-Diät weitermachen. Der Urin schmeckt nach der Kur absolut wunderbar. Sie werden erstaunt sein, wie rasch sich dies ändert, wenn Sie vermehrt Fleisch essen. Der Urin verändert sich sofort deutlich sicht- und riechbar. Der Geschmack ist wieder bitter. Die Ursache hierfür ist der erhöhte Gehalt an Salzen und Mineralstoffen. Wenn Ihnen Rohkost schwer im Magen liegt, dann können Sie vor und nach dem Essen jeweils einen Teelöffel Marcosan/Hanosan einspeichelnd zu sich nehmen.

80 Prozent unserer Abwehr kommt aus dem Darm. Ein kranker Darm macht träge – auch geistig. Der Schlüssel zur Darmtherapie ist neben der Ernährungsumstellung stets die Urinbehandlung. Zu Recht heißt es im Volksmund: »Der Tod sitzt im Darm.« Hartnäckige Verstopfungszustände führen zu Kopfschmerzen, zu Hautleiden, können Auslöser für Rheuma, schwere Darmerkrankungen und sogar für Krebs und Hormonstörungen sein. Nicht ohne Grund kamen und kommen ganzheitlich denkende Ärzte und Heilpraktiker immer wieder auf die Darmbehandlung als Grundsatztherapie zurück.

Sprießkorn

In gekochter Nahrung sind zwar noch wichtige Vitalstoffe enthalten, aber vor allem Enzyme und Vitamine können nicht viel Hitze vertragen. Enzyme und Vitamine werden jedoch aktiviert, indem man Samen bzw. Getreidekörner zum Quellen bzw. Sprießen bringt.

Dieser einfache Prozeß läßt den Vitamin-C-Gehalt von Weizen auf über 600 Prozent und seinen Vitamin-B-Gehalt auf über 1000 Prozent anwachsen, Protein wird zu Eiweißkörpern verwandelt, die leicht aufgeschlossen und leicht verdaut werden können, die Produktion von Enzymen steigt ungewöhnlich stark an und Stärke wandelt sich zu Glucose.

Sprießkorn wie gekeimter Weizen, gekeimte Mungobohnen, Sojabohnen und gekeimter Dinkel sind ein wichtiger Bestandteil der Rohkost. Wenn Sie Getreide zum Keimen bringen wollen, dann geben Sie die Körner in einen flachen Teller mit etwas Wasser. Lassen Sie diesen Teller an einem warmen Ort stehen. Sobald sich die ersten Sprößlinge zeigen, essen Sie das Sprießkorn, damit sich in der Feuchtigkeit kein Schimmel bilden kann.

Verträglichkeit von Rohkost

Die Eigenarten körperlicher, geistiger und seelischer Komponenten und deren Zusammenspiel und Ausdrucksformen bezeichnet man als *Konstitution.* Sie muß man, wenn man sich für Rohkost entscheidet, beachten.

Viele Menschen sind yin, also kühler Natur, wie man im Volksmund sagt, und brauchen Wärme. Yin steht für Kälte, Frostigkeit und Feuchtigkeit. Ein Yin-Mensch, der zu seiner »inneren Kälte« über die Rohkost noch Kälte hinzufügt, bekommt unter Umständen »kalte Füße« und somit Schwierigkeiten. Weichen Sie also zunächst auf gedämpfte vegetarische Kost aus. Unterstützt von Urintherapie und Urinanwendungen nimmt die Toleranz der kühlen Rohkost langsam zu, und das Wärmebedürfnis läßt nach. So kann man von der warmen vegetarischen Küche nach und nach zur kalten Rohkostbeilage und schließlich irgendwann zur absoluten Vollrohkost übergehen.

Durch die Darmlavage mit Urin stabilisieren sich die Verdauungsorgane und ihre Belastbarkeit. Raten möchte ich auch zu Bleibeklistieren und zu Urinpackungen am Oberbauch. So stärken Sie die Organfunktion und insbesondere die Schleimhaut. Der Körper nimmt die Rohkost dann besser an.

Der Wärmehaushalt des Yin-Menschen ist gestört. Er sollte vor dem Essen und eventuell auch über den Tag verteilt zusätzlich ein Glas warmen Frischurin trinken. Urin saniert Ihr Abwehrsystem, verbessert die Durchblutung des Magen-/ Darmtraktes und den Stoffwechsel. Dadurch entsteht Wärme. Auch die Durchblutung in den Darmdrüsen, Galle, Leber, Bauchspeicheldrüse, die Schleimhautqualität und die Enzymbildung verstärken sich. Auch das erzeugt innere Wärme.

Es ist wichtig, daß Wärme über den gesunden Stoffwechsel aus dem Körper selbst entsteht. Der getrunkene Urin, der dem Körper sein Spiegelbild entgegenhält, sorgt dafür, daß sich Wärme bilden kann.

Darüber hinaus sollten Sie die Rohkost mit Ingwer, Galgant und Ginseng würzen. Diese Zusätze durchwärmen. Auch Marcosan wirkt unterstützend.

Vor allem *Patienten mit Darmstörungen* vertragen Rohkost teilweise schlecht. Hier muß man zunächst auf gedämpfte Gemüsekost umstellen und zusätzlich zunächst mit geringen Mengen Rohkost ausgleichen. Die Menge kann dann je nach Verträglichkeit mehr und mehr gesteigert werden. Langsam trainiert man so den Darm darauf, von einem Bissen Rohkost über die Teilrohkost bis zur Vollrohkost zu kommen. Rohkost enthält viele Ballaststoffe, welche Schleimhaut, Darmmuskulatur, Produktion von Fermenten und Quantität wie Qualität der Darmbesiedelung verbessern.

Alternativen zur Rohkost

Die *Ayurveda-Diät* hat eine mehrere Jahrtausende alte Geschichte. Ihr liegt die Vorstellung zugrunde, daß Ausgewogenheit in der Ernährung die Voraussetzungen für ihre tiefgreifende, heilende Wirkung ist. Die Ayurveda-Medizin ist in Deutschland inzwischen hinlänglich bekannt, und es gibt zahlreiche Veröffentlichungen zu diesem Thema. Die folgenden beiden Bücher sind empfehlenswert:

- Anne Bühring & Petra Räther, *Ayurveda. Typgerecht kochen*. München: Gräfe & Unzer, 1996.
- Ernst Schrott, *Die köstliche Küche des Ayurveda. Essen mit Leib und Seele*. München: Mosaik, 1995.

Manchmal kommt es auch vor, daß Patienten mit einem ungesunden Darm zunächst keine Rohkost vertragen. Dann ist die vegetarische Ayurveda-Diät eine gute Alternative.
Eine zweite empfehlenswerte Möglichkeit bietet die *Trennkost*. Auch zu diesem Bereich möchte ich Ihnen zwei Werke nennen, anhand derer Sie sich weiter informieren können:

- Thomas M. Heintze, *Alles über die Haysche Trennkost. Wie sie funktioniert. Was sie bewirkt. Wie ich sie durchführe*. Niedernhausen: Falken, 1994.
- Ursula Summ, *Trennkost*. Niedernhausen: Falken, 1995.

Die Trennkost sorgt durch die Ausgewogenheit der Nahrungsmittel in ihrer Zusammenstellung für eine sorgfältige Regulierung des Säure-Basen-Haushalts und versorgt den Körper mit ausreichend Enzymen. Sie ist eine Mischkost aus Fleisch und Gemüse.
Ayurveda- und Trennkost berücksichtigen das Bedürfnis des Körpers nach einer ausgewogenen, ganzheitlichen Ausrichtung der Ernährung und eine harmonisierende, das innere Milieu regulierende Zusammenstellung und Zubereitung. Die Belastung durch zuviel Yang wird durch die Ergänzung um Yin über die Nahrungsaufnahme ausgeglichen, und ein gesundes Gleichgewicht kann entstehen. Nahrung ist Heilmittel, und dieser Aspekt muß in der Ernährung immer Berücksichtigung finden.

Kochen und Nahrungszubereitung

Einige Forscher behaupten, daß in dem Moment vermehrt Gesundheitsprobleme auftraten, als der Mensch anfing, seine Nahrung zu kochen, daß sie sich deutlich verstärkten, als er zusätzlich mehr Zivilisationskost zu sich nahm. Das mag etwas überspitzt klingen, doch meine ich, daß es im wesentlichen zutrifft. Gesundheitsprobleme und Krankheiten haben entschieden etwas mit dem Verzicht auf ballaststoffreiche Rohkost zugunsten von gekochter, vornehmlich unausgewogener Zivilisationskost zu tun.

Der Kochvorgang

Es ist kein Geheimnis, durch den Kochvorgang werden Vitamine und vor allem Enzyme zerstört. Muß die Nahrungszubereitung denn unbedingt ein Kochvorgang sein? Das ist eine grundsätzliche Frage, aber vor allem Gewohnheitssache, denn die meisten Gerichte setzen Kochen voraus. Diese Tatsache hat jedoch auch einen guten Grund: Proteine müssen erst aufgeschlossen werden, bevor der Körper sie verwerten kann. Sojabohnen, Erbsen und andere Hülsenfrüchte weisen solche Proteine auf. Weiße Bohnen enthalten einen Stoff namens Hämoglutinin, der den Blutfarbstoff und Sauerstoffträger Hämoglobin zerstören kann. Erst durch Kochen wird Hämoglutinin deaktiviert. Außerdem werden durch Kochen natürlich evtl. vorhandene Bakterien abgetötet.

Ein weiterer Nachteil des Kochens ist, daß der Vorgang zur Schleimbildung führt. Schleim entsteht vor allem beim Verzehr von gekochtem oder erhitztem Fleisch, Zucker, Auszugsmehl und Alkohol. Die traditionelle chinesische Medizin geht jedoch über diesen materiellen Aspekt der Schleimbildung hinaus: Sie kennt den mentalen, energetischen

»Schleim«, der die innere Harmonie des Menschen stört. Nicht nur der körperliche Schleim ist eine der Grundlagen für Gewichtszunahme und Krankheiten. Urintherapie kann hier ausgleichend und vorbeugend lockern.

Doch Kochen beeinflußt die Speisen auch durch das elektrische Kochfeld des Elektroherds. Das Feld nimmt Einfluß auf das Kochgut und verändert seine Vitalstruktur. Ähnliches gilt für die Mikrowelle. Sie verändert die Vitalstruktur der Nahrung durch massive, erhöhte Eigenschwingungen. Nach dem Verzehr von durch die Mikrowelle zubereiteten Gerichten zeigt die Elektroakupunkturmessung eine Verminderung der Biofunktionen des Körpers und eine biologische Entdynamisierung. Die Folge sind eine energetische Schwächung des Abwehrsystems, Müdigkeitserscheinungen und Leistungsminderung.

Die Töpfe

Früher war der uralte eiserne Kochtopf auf dem Feuerherd zwar unbequemer, aber erheblich gesünder. Eisen löste sich aus dem Topf, wurde von der Nahrung aufgenommen. Auf diese Weise wurde Blutarmut verhindert und die Sauerstoffversorgung verbessert. Töpfe aus Aluminium sollten auf keinen Fall verwendet werden. Sie sorgen für eine schleichende Vergiftung des Körpers. Kochen Sie möglichst in eisernen oder tönernen Töpfen. Wo dies nicht möglich ist, mag ein emaillierter Topf den Dienst tun. Messing- oder Kupfertöpfe sollten eine Ausnahme sein.

Kochen im herkömmlichen Sinne hat in einer gesunden Ernährung letztlich keinen Platz. Dämpfen und Dünsten ist angesichts einer vollständig auf Rohkost basierenden Ernährung natürlich ein fauler Kompromiß, aber von Zeit zu Zeit ist es durchaus akzeptabel. Braten jedoch ist auf keinen Fall erlaubt. In schwimmendem Öl zubereitete Speisen sind derartig mit Fett vollgesogen, daß es für den Stoffwechsel des Körpers einen unglaublichen Aufwand bedeutet, das Fett vom Fleisch zu trennen, beides aufzuschließen, umzubauen und als Nährstoff aufzunehmen. Außerdem verändert Fett die Struktur der gebratenen Nahrung derartig, daß ihre Vitalkraft fast gänzlich verloren geht.

Wenn auf Fleisch nicht verzichtet werden kann

Den Menschen, die sich gar nicht zum Verzicht auf Fleisch entscheiden können, bleibt die Haysche Trennkost. Sie sorgt durch die Kostzusammenstellung und Zubereitung dafür, daß dem säuernden Fleisch immer ausgleichende basische Nahrungsmittel zur Seite gestellt werden. Fleisch in Verbindung mit Kohlenhydraten und Fett überfordert jedoch den Stoffwechsel. Es bilden sich biochemische Stoffe, die der Körper nicht oder nur unter größtem Energieaufwand verarbeiten kann. Letztlich kommt es zu der bereits geschilderten Krustenbildung auf der Darminnenwand.

Die folgenden Kohlenhydrate vertragen sich mit Fleisch also in keinem Fall:

Getreide: Buchweizen, Gerste, Grünkern, Hafer, Dinkel, Hirse, Mais, Zuckermais, Reis, Wildreis, Roggen, Weizen. Panade ist also nicht erlaubt.

Brot: Alle Brotsorten und Brötchen aus Vollkornmehl oder aus frisch gemahlenem Getreide.

Gebäck: Nur jene Sorten essen, in denen kein Eiweiß enthalten ist. Gebäck sollte ohnehin unbedingt sparsam, am besten gar nicht, gegessen werden.

Kartoffeln und Teigwaren: Kartoffeln und auch alle Sorten von Nudeln, vor allem solche nicht, in denen Eier enthalten sind.

Früchte: Frische Bananen, frische Datteln, frische Feigen; ungeschwefelte Trockenfrüchte wie Aprikosen, Bananen, Feigen, Rosinen.

Zum Süßen verboten: Honig, Ahornsirup, Rohzucker, Apfel- und Birnendicksaft, Zuckerrohrgranulat, weißer Haushaltszucker.

Außerdem verboten: Edelkastanien und Tapioka.

Die Behandlung durch Urintherapie/Ernährung

Gelenkerkrankungen

In einem Krankenhaus in London lag eine Patientin mit derart schwerer Arthritis und Arthrose, daß ihr allein schon das Liegen im Bett unsägliche Schmerzen bereitete. Schmerzmittel erwiesen sich weitgehend als wirkungslos. Sie entschloß sich zu einem Klinikaufenthalt in der Schweiz, denn sie hatte gehört, daß dort Gelenkerkrankungen erfolgreich behandelt worden waren. Und tatsächlich war sie innerhalb von vier Wochen praktisch schmerzfrei. Nun konnte sie sogar Wanderungen machen, ohne von Schmerzmitteln abhängig zu sein. Ihre Genesung war durch eine fettfreie, eiweißarme Rohkosternährung in Verbindung mit Urintherapie ermöglicht worden. Der behandelnde Arzt beobachtete erstaunliche Regenerationen im Bereich der Gelenke.

Im Anschluß an die Weltkonferenz zur Urintherapie in Goa sprach ich mit Patienten in indischen Krankenhäusern, die ebenfalls gegen Arthrose behandelt wurden. Allein auf der Basis von Diät und Urintherapie und ohne die Einnahme irgendwelcher Medikamente waren sie innerhalb weniger Tage oder Wochen bei teilweise schwerer Degeneration der Gelenke nahezu vollkommen frei von Beschwerden.

Ein Konzerninhaber aus Singapur erzählte mir, daß man bei ihm mittels Röntgenaufnahme eine weit fortgeschrittene Hüftarthrose festgestellt habe. Seine Schmerzen wichen in der Klinik innerhalb kurzer Zeit. Ausschlaggebend waren Ernährungsumstellung in Kombination mit Urintherapie. Mit Hilfe dieser Therapie waren auch ein Patient mit Kniearthrose und ein anderer mit einem ausgeprägten Halswirbelsäulensyndrom schon bald ohne Beschwerden. Solche Erfolge waren in der indischen Klinik keine Einzelfälle.

Andere Erkrankungen wie Rheuma und Gicht sprechen auf die Kombination von Ernährungsumstellung und Urintherapie ebenfalls gut an. Doch möchte ich beim Leser keinesfalls falsche Hoffnungen hinsichtlich Heilung wecken. Fälle wie die oben geschilderten sind möglich, aber nicht die Regel, denn letztlich sind sie auch von der innerer Einstellung des Patienten und seiner konsequenten Kooperation abhängig.

Gicht

Diese Krankheit verlangt eine Ernährungsumstellung auf Rohkost unter konsequentem Ausschluß jeglicher Fleischzusätze. Hierbei spielt es keine Rolle, ob es sich um Geflügel, Rind, Schwein, Pferd, Lamm, Fisch oder Muscheltiere handelt. Wie bei Rheuma, Arthritis und Arthrose müssen Hülsenfrüchte auch bei Gicht vom Ernährungsplan gestrichen werden, da sie besonders viel Purin enthalten, welches der Körper größtenteils zu Harnsäure abbaut.

Neben der Ernährungsumstellung ist vor allem das Einreiben mit vorher erwärmtem Alturin erforderlich. Alturin muß drei bis sieben Tage in geschlossenen, gläsernen Flaschen im Sonnenlicht reifen. Er wird nur äußerlich angewendet und darf auf keinen Fall getrunken werden. In der traditionellen indischen Heilkunst heißt es, daß Alturin hundertmal erfolgreicher ist als Frischurin, gerade auch bei psychosomatischen Störungen, bei Knochen- und Gelenkbeschwerden, Organ- und Hauterkrankungen.

Die Einreibung mit erwärmtem Alturin in Verbindung mit Urintrinken kann jedoch vorübergehend zu einer Verschlimmerung der Krankheit führen. Doch ist sie vor allem Ausdruck einer verstärkten Ausscheidungsreaktion, die im Sinne des Heilungsprozesses verstanden werden muß. In solchen Fällen empfiehlt es sich, die Behandlung ein bis zwei Tage auszusetzen und dann die Therapie mit reduzierten Dosen neu zu beginnen.

Achten Sie bei einer Verschlimmerung der Symptome grundsätzlich darauf, genügend zu trinken; zwei bis zweieinhalb Liter am Tag entsprechen dem Mindestbedarf. Ich empfehle meinen Patienten in einem solchen Fall gerne Mineralwasser von Volvic oder Haderheck unter Zusatz des Saftes einer Zitrone pro Tag. In der Regel ist es nicht bekannt, daß Zitronensäure den Säurespiegel nicht erhöht, sie wird vielmehr durch die Stoffwechselleistung des Körpers in eine Base umgewandelt, die dem Patienten hilft, seinen Säure-Basen-Haushalt wieder ins Gleichgewicht zu bringen.

Diabetes

Der indische Arzt Dr. I. Singh kann mit erstaunlichen Erfolgen bei der Behandlung von Altersdiabetes aufwarten. Er verlangt von seinen Patienten eine Umstellung auf nahezu fettfreie, vegetarische Kost und erreicht dabei in vielen Fällen, daß die Diabetiker ihren Insulinbedarf erheblich reduzieren können.

In Indien wird bei Diabetes auch Urinfasten empfohlen. Alle vier Wochen wird jeweils für eine Woche gefastet. Das Urinfasten muß jedoch unter allen Umständen mit einem begleitenden Arzt durchgeführt werden. Die Stoffwechselsituation ist zu labil und muß medizinisch überwacht werden.

Die Ergebnisse aus Indien kann ich selbst aus meiner Praxis bestätigen. Ich verordne fettfreie, vegetarische Ernährung und setze noch zusätzlich Alturin zum Einreiben und Frischurin zum Trinken ein. Die konsequente Diät sorgt dafür, daß der Enzymspiegel steigt, und die Urintherapie senkt den Zuckerspiegel fast auf seinen »normalen« Wert.

Natürlich sind für den Erfolg der Therapie der Diabetestyp und das Diabetesstadium entscheidend. Generell gilt wie immer: Medikamente dürfen nur mit Zustimmung und unter Aufsicht eines Arztes abgesetzt oder verringert werden. Experimentieren Sie niemals auf eigene Faust!

Selbstverständlich muß ich an dieser Stelle ausdrücklich darauf verweisen, daß kein Patient von sich aus einzunehmende oder zu injizierende Diabetesmittel absetzen darf. Dieses darf immer nur in Absprache mit einem Therapeuten erfolgen.

Prostatavergrößerung

Alturineinreibungen, Klistiere und das Trinken von Urin kommen der Prostata wegen des im Urin enthaltenen Hormons Testosteron und des Steroids DHEA zugute. Diese Anwendungen wirken rückbildend auf eine bereits vorhandene Prostatavergrößerung, aber auch vorbeugend.

Andere schwere Krankheiten

Es gibt außerdem ernstzunehmende, wissenschaftliche Hinweise, daß die Kombination aus Ernährungsumstellung und Urintherapie auch bei schweren Erkrankungen wie *multipler Sklerose, Parkinson* und *Krebs* positive Auswirkungen zeigt. Alle drei Krankheiten haben gemeinsam, daß der Harnstoffspiegel unter seinen Sollwert abgesunken ist. Durch regelmäßiges Urintrinken kann hier eine deutliche Verbesserung erzielt werden. Im Zusammenhang mit Krebs hat man insbesondere mit Fremdurin Besserungen erreicht, die Hoffnung wecken. Kinderurin zeigt sich dabei als besonders geeignet.

Zahnpflege

Ich rate Ihnen, jeden Morgen Ihre Zähne zehn Minuten lang mit frischem Urin zu spülen, ihn in der Mundhöhle und durch die Zahnreihen saugend und drückend zu bewegen. Untersuchungen kanadischer Zahnärzte haben ergeben, daß Mundspülungen mit Urin die Zahnsubstanz stärkt und die Mineralisation des Zahnschmelzes unterstützt. Damit wird gegen Karies, die Bildung von Zahnstein als Trägersubstanz für Bakterien und gegen Parodontose vorgebeugt. Ist Parodontose bereits diagnostiziert worden, so haben Urinspülungen einen positiven heilenden Effekt. So werden z. B. die Zahnhalstaschen des Zahnfleisches durch Urin gesäubert.

Die Nutzung von Urin als Zahnpflegemittel stellt außerdem einen Ersatz für die gesundheitlich nicht unbedenkliche mit Fluor versetzte Zahnpasta dar. Denn Urin stärkt mit seinen Mineralien die Mineralisation des Zahnschmelzes, die man eigentlich über das Fluor der Zahnpasta erreichen soll. Fluor blockiert zudem Ihre Schilddrüse. Mundpflege mit Urin ist auch ein gutes Mittel gegen Entzündungen im Mundraum, gegen Mundgeruch und zur Stabilisierung einer physiologisch notwendigen Keimflora im Mund- und Rachenbereich.

Entrope und negentrope Energie

Das Phänomen, welches ich jetzt ansprechen möchte, steht in direkter Verbindung mit dem Thema dieses Kapitels, der Ernährung. Es weist auch einen direkten Zusammenhang mit dem Thema des Buches auf, mit dem Urin und der Urintherapie. Mit Blick auf die Naturheilkunde und hinweg über alle skeptischen Zweifel und die Ablehnung der Gegner der Urintherapie, sagt uns dieses Phänomen, warum Urin ein Heilmittel sein muß. Es geht um die Entropie.

Das griechische Wort Entropie wird eigentlich in der Physik verwendet und beschreibt die Zustandsgröße thermodynamischer Systeme und das Maß für die Irreversibilität der in ihnen ablaufenden Prozesse. In einem abgeschlossenen System kann, im Gegensatz zu einem offenen System, die Gesamtentropie nie abnehmen und bleibt folglich konstant. In der unbelebten Welt der abgeschlossenen Systeme herrscht gewöhnlich die natürliche Tendenz, sich auf einen Zustand immer größerer Unordnung hinzubewegen. So streben z. B. zwei Gase, die in einem Raum zusammenkommen, immer die gleichmäßige Durchmischung – Unordnung – an. Normalerweise ist ein Zustand mit größerer Unordnung auch ein wahrscheinlicherer Zustand und damit ein Zustand höherer Entropie. Die Entropie ist daher ein Maß für diese Unordnung.

Lebende Systeme wie der Menschen, die Tier- und Pflanzenwelt sind jedoch offene Systeme. Am Beispiel einer Regentonne kann man am besten erklären, was Entropie, Negentropie und ein offenes System genau sind. Auch die Regentonne ist ein offenes System, denn sie ist nach oben hin offen. Sie vermag sich mit ihrem Umfeld auszutauschen. Sie gibt Energie ab, weil sich Energie in ihr staut. Die Sonne scheint hinein, das Wasser erwärmt sich und die Wärme wird abgegeben. Die Regentonne nimmt Energie von außen auf. Neben der Wärme des Sonnenlichts, die das Metall der Tonne und ihren Inhalt auflädt, ist dies auch Sauerstoff, der sich mit dem Wasserinhalt bindet. Wenn es regnet, dann nimmt die Tonne das neue Regenwasser im Rahmen ihrer Möglichkeiten ebenfalls auf. Dafür gibt sie über die Verdunstung, mit der das Wasser in die Atmosphäre entschwindet, wieder Feuchtigkeit ab.

Durch diesen substantiellen und energetischen Austausch zwischen der Regentonne, ihrem Inhalt und ihrem Umfeld bleibt das Wasser in der Regentonne lebendig. Würde man diesen Austausch zur einen oder zur anderen Seite hin unterbrechen und ein geschlossenes System daraus machen, dann wäre es mit der Lebendigkeit des Wassers bald vorbei. Mit einem Deckel oder einem festen Mantel aus Zement würde man erreichen, daß das Wasser schon bald zu faulen beginnen würde.

Ein offenes System ist also abhängig von einem Informations-, Energie- und Substanzaustausch, um lebendig bleiben zu können. Was hier für die Regentonne beschrieben wurde, gilt auch für den menschlichen Körper. Wer in einer Dunkelzelle allein eingesperrt ist, dessen Gesundheit und Wohlbefinden ist in ernster Gefahr. Das offene System menschlicher Körper verträgt keine Abgrenzung zu seiner Umwelt.

Das offene System Regentonne verschafft uns den Zugang zu Entropie und ihrem Gegenstück, der Negentropie. Stellen Sie sich vor, daß das Wasser in der Regentonne eine Temperatur von zehn Grad Celsius hat. Dann kommt die Sonne und erwärmt es auf 15 Grad Celsius. Die Erwärmung geht einher mit der erhöhten Aktivität von Atomen und Molekülen des Wassers wie auch des Metalls der Regentonne. Ihre Wände dehnen sich aus. Die Steigung der Eigentemperatur um fünf Grad Celsius durch die Erwärmung von zehn auf 15 Grad Celsius nennt man in diesem Zusammenhang Entropie. Dieses Plus um Entropie 5 setzt sich um in eine Wärmeabgabe an das Umfeld. Aktivität tauscht sich aus. Die zugeflossene Energie über die Sonne führt reaktiv zu einer entropen Aktivität nach außen durch Wärmeagabe. Verbunden mit ihr ist auch eine höhere Verdunstung des Regentonneninhalts.

Auch die Wasserverdunstung ist eine substantielle Abgabe nach außen aufgrund von Entropie. Würde man diesen Prozeß in Gedanken fortführen, dann müßte über immer mehr Wärmezugabe das Wasser vollständig verdunsten und das Metall verschwinden, da es sich erhitzen, rotglühend und schließlich flüssig und gasig werden würde. Die Tonne wäre aufgelöst.

Dieses Prinzip der Überaktivität mit selbstzerstörerischem Charakter ist offenen Systemen eigen. Was für die Regentonne gilt, gilt auch für den menschlichen Körper. Wenn Sie zu viel Entropie – Aktivitätskomponenten – in sich haben, bekommen Sie unter Umständen einen roten Kopf, einen Wutanfall, schlagen auf den Tisch. Sie können sich so erregen, daß Sie Herzprobleme bekommen. Schlimmstenfalls bleibt das Herz stehen. Sie sind tot und in Auflösung begriffen. Damit wäre der Zusammenhang zwischen Ihnen und der Wasserverdunstung und dem Schmelzen der Tonne hergestellt.

Das Zerschmelzen und das vollständige Verdunsten muß nicht erfolgen, denn es gibt außer der Entropie als Aktivitätsfaktor noch ihr Gegenstück, die Negentropie. Diese Negentropie muß die Regentonne aufnehmen, um dem Überhitzungsprozeß entgegenzuwirken und ihn aufzuhalten. Woher aber bekommt sie jetzt negentrope, ausgleichende Informationen? Die Regentonne erhält sie durch neu auffüllenden, kalten, abkühlenden Regen, durch die Kühle der Nacht, durch den Schatten, durch den Luftstrom, der Hitze aufnimmt und abzieht. Sie als Person mit Ihrem entropen Wutanfall erhalten vielleicht beruhigende, negentrope Energie durch das gute Zureden oder das Einlenken Ihres Partners.

Die Quellen negentroper Energie gehen jedoch über jene der Regentonne weit hinaus. Alles Gemüse, alle Pflanzen wirken negentrop. Alles, was sich vom Ordnungsprinzip her unterhalb jenes des Menschen befindet, wirkt negentrop. Damit

dürfte Ihnen klar werden, warum Rohkost, vegetarische Ernährung, Trennkost, Ayurveda-Kost und Entspannungstech-
niken als negentrope, ausgleichende Faktoren so wichtig
sind, um den Menschen in seiner entrop gesteigerten Le-
benssituation mit Streß, Umweltverschmutzung und Krankheit auszugleichen und ihn zu Harmonie und Ausgeglichenheit, von der Krankheit fort und hin zur Heilung zu führen.

Der Hinweis auf die negentrope Eigenschaft des unteren
Ordnungsprinzips ermöglicht es, einen direkten Zusammenhang mit dem Urin herzustellen: Zur Erlangung negentroper, ausgleichender Informationen muß der Mensch bis
auf die Ebene des Unordentlichen, des für ihn scheinbar
Schlechten, Ekelerregenden, eben bis zum Urin gehen. Negentroper Urin ist jedoch keineswegs der Endpunkt auf dem
Weg nach »unten«. Ohrenschmalz, Nasensekret, Schweiß,
Menstruationsblut und Kot finden in der Naturheilkunde in
bestimmten Fällen als negentrope Heilmittel ebenfalls Verwendung. Als uralte, unvergessene Meister der Heilkunst in
der Vergangenheit dazu rieten: »Behandelt den Patienten mit
den einfachsten Mitteln, und ihr werdet Erfolg haben«, da
meinten sie nichts anderes als Dinge mit negentroper Energie. Wenn Sie also demnächst wieder überschäumend entrop
werden, dann denken Sie an das Prinzip der Negentropie.
Holen Sie sich ausgleichende, negentrope Energie. Sie kann
z. B. die Form eines Spaziergangs annehmen oder ihnen als
Entspannungstechnik wie Qi Gong, autogenes Training bzw.
Yoga helfen. Auch die romantisch erlebte Stille in einer
Mondnacht oder ein entspannendes Bad ist negentrop.

Die Energie eines offenen Systems wird zur Umwelt hin abgegeben und ist Teil des morphogenetischen Feldes, in welches es eingebunden ist. Über die von Rupert Sheldrake entdeckten morphogenetischen Felder ist der Mensch mit allem
Belebten und Unbelebten verbunden und tauscht sich mit

ihm energetisch aus. So wird verständlich, warum Ernährung, Farben, Blütenauszüge, Edelsteine und Urin überhaupt heilen. Aus dem gleichen Umfeld, welches die Energie des offenen Systems aufnimmt, müssen Informationen aufgenommen und abgegeben werden. Erfolgt keine Informationsvermittlung von außen nach innen und umgekehrt, dann stirbt das offene System ab.

Wenn ein offenes System mit seinen ihm eigenen energetischen Potenzen gut funktioniert, dann entsteht immer eine nach außen hin abzugebende entrope Energie. Das ist sehr oft Wärme. Das offene System verfällt nicht, weil es sich durch Stoffwechsel regulieren, auf- und abbauen und untereinander austauschen kann. Alles, was im Rahmen dieser Funktion im Körper vor sich geht, hat immer etwas mit Entropie zu tun. Organfunktionen produzieren Wärme, so daß über die Organfunktion der Wärmepegel ansteigt. Diese entrope Energie wird nach außen hin als Wärme abgegeben. Jedes lebende System gibt auf diese Weise Energie nach außen hin ab. Mitunter schaukelt es sich durch die Entropie zu oft überfließenden Reaktionen hoch. Das kann bis zur Selbstzerstörung mit anschließender Neuformung gehen.

Entropie entsteht auch bei Krankheit. Jeder Fieberanfall ist entroper Natur. Das Fieber steht vergleichsweise für die überschüssige Energie aus dem Wärmeprozeß. Doch die Natur sorgt immer für einen Ausgleich. Damit es nicht zu einer Überreaktion durch Entropie kommt, muß der Körper negentrope Energie aufnehmen. Wie könnte er dies besser und leichter tun, als über die Ernährung mit negentroper Rohkost?

Um die Bedeutung von Rohkost im Zusammenhang mit Entropie und Negentropie zu begreifen, bedarf es nur des folgenden einfachen Beispiels. Wir wissen, daß die Ernährung mit Fleisch eine Hitzigkeit im Menschen auslöst. Wir brauchen also zum entropen Fleischanteil einer Mahlzeit die negentrope Pflanzenkost. Wärme und somit Entropie sind im Menschen bereits vorhanden. Was er benötigt, ist der negentrope Ausgleich über die Rohkost.

Das höherwertige entrope System *muß* niederwertige negentrope Impulse aufnehmen. Diese Aussage führt logisch zu dem Schluß, daß Urintherapie nach den Grundregeln aus dieser naturwissenschaftlichen Sicht ein Heilmittel sein *muß*.

5   Zusätze in der Urintherapie

Blütenauszüge

Ein bekannter Mediziner hat einmal gesagt, daß es viel wichtiger sei, sich dafür zu interessieren, was der Patient für Gedanken im Kopf habe, als mit letzter Genauigkeit zu messen, wieviel Cholesterin, Blutfett oder Harnsäure im Blut schwimmen. Das, was wir in unseren Köpfen an Gedanken tragen, ist entscheidend für das Entstehen und Beharren einer Krankheit. Es kann die Wurzel und Ursache der Krankheit sein. Folglich darf Heilung nicht ausschließlich auf der körperlichen Ebene erfolgen.

In den Begriff Heilung fließt mehr ein als nur die Beseitigung von Symptomen. Heilung ist in erster Linie die Verarbeitung des Krankheitszustandes über die geistig, seelische Ebene. Erst dann können Symptome sinnvoll bekämpft werden. Störungen im seelisch, geistigen Bereich gehen ihren körperlichen Manifestationen voraus. Und was zuerst da war, muß auch zuerst behandelt werden.

Wissenschaftliche Untersuchungen haben bewiesen, daß der Cholesterinspiegel durch die Änderung der inneren Einstellung eher sinkt, als durch die Tablette aus der pharmazeutischen Industrie. Der Harnsäuregehalt im Urin nimmt eher ab, wenn man seine innere saure Haltung aufgibt und zur Gelassenheit findet.

Blütenauszüge und andere Zusätze in der Urintherapie helfen dabei, um zu dieser Änderung der inneren Einstellung und zu einem positiven Umgang mit der Krankheit zu finden. Sie regulieren die energetische Situation des Körpers als fundamentales Geschehen, auf dem sich seelisch und geistige Strukturen entwickeln, die wieder gesunde Träger körperlicher Funktionen sein können. Blütenauszüge wirken energetisch positiv auf die Nieren ein und verbessern die Qualität des Urins. Sie verstärken andere Therapien und projizieren deren Wirkung zurück auf die seelische und die geistige Ebene. Blütenauszüge schaffen für den Körper das innere Milieu, in dem er seine Selbstheilungskräfte entfalten und damit heilend Ordnung und Gleichgewicht schaffen kann.

Machen Sie sich mit den Wirkungsbildern der Blütenauszüge vertraut. Vergleichen Sie sie mit Ihrem Symptombild. Fragen Sie sich dabei: »Was will ich im Leben erreichen? Was soll konkret mein nächster Schritt auf meinem Lebensweg sein? Welche Erfahrungen sammle ich jetzt? Wovon bin ich abhängig?« So halten Sie sich den Spiegel Ihres Selbst vor. Wer sich im Spiegel erkennt, sieht sich selbst genauer. Über dieses Spiegelbild kehren Sie zum Wirkungsbild der Blütenauszüge zurück.

Geben Sie die Blütenauszüge, die Sie über das Wirkungsbild als geeignet herausgefunden haben, in Ihren therapeutisch genutzten Urin. Sie sollten vier- bis fünfmal täglich 15 bis 20 Tropfen Blütenauszüge mit dem Urin oder auch allein einnehmen bzw. anwenden. Sofern Sie nur den Morgenurin trinken, nehmen Sie also die Blütenauszüge einmal mit dem Morgenurin und die übrigen Male ohne Urin ein. Als sehr positiv hat sich auch die Einnahme der Blütenauszüge neben dem Morgenurin mit dem Abendurin vor dem Schlaf erwiesen.

Wenn Sie die Blütenauszüge für sich allein nehmen, haben Sie primär eine Wirkung gemäß des Wirkungsbilds der eingenommenen Blütenauszüge. Bei der Einnahme der Blütenauszüge zusammen mit Urin erfolgt eine Transformierung und Schwingungsangleichung der beiden Mittel. Die Heilinformationen im Urin werden verstärkt, und die Resorption der Blütenauszüge und deren Wirkung wird über den Urin ebenfalls verbessert. Wenn Sie Blütenauszüge vor den Mahlzeiten einnehmen, dann sollte dies etwa eine halbe Stunde vor der Nahrungsaufnahme geschehen.

Handelt es sich um ein akutes Krankheitsgeschehen, dann sollten Blütenauszüge häufiger als vier- bis fünfmal täglich eingenommen werden. Wechseln Sie hier immer wieder ab zwischen Einnahme nur der Blütenauszüge und ihrer Kombination mit Urin. Im akuten Krankheitsgeschehen sind das Abwehrsystem und eine gute Ausleitung gefordert. Der Stoffwechsel muß unterstützt und das Nervensystem harmonisiert werden. Die kurzzeitige Einnahme kann gemäß des Patientenzustands bzw. in Anbetracht der Symptome modifiziert werden. Bei chronischen Erkrankungen müssen die Blütenauszüge über einen sehr langen Zeitraum eingenommen werden. Beobachten Sie sich als Patient auch hier, und richten Sie sich nach Ihrem Zustand. Es kann durchaus angebracht sein, gelegentlich eine kurze Pause einzulegen und dann wieder neu mit der Therapie zu beginnen.

Es ist möglich, die Blütenauszüge auch untereinander zu kombinieren. Sie ergänzen einander dann und verstärken sich gegenseitig in ihrer Wirkung. Das Mischen von Blütenauszügen untereinander soll natürlich nicht ins Unermeßliche gehen. Drei bis vier Blütenauszüge sollten ausreichen.

Es ist nicht möglich, sich mit der Einnahme von einzelnen oder mehreren Blütenauszügen zu schädigen. Wenn ein zusammengestelltes Mittel nicht paßt, dann zeigt es keine Wirkung auf den Körper und wird ausgeschieden. Doch in der Regel lösen Blütenauszüge Blockaden, verbessern die Einsicht, Konzentration und Leistungsfähigkeit.

Erwachsene können pro Glas Urin 20 Tropfen Blütenauszüge hinzufügen. Kinder nehmen die Hälfte. Noch ein wichtiger Hinweis. Den Morgenurin lassen Sie ja fünf bis zehn Minuten stehen, bevor Sie ihn trinken. Geben Sie die Blütenauszüge aber trotzdem gleich in den Urin und sorgen so dafür, daß Urin und Blütenauszüge sich gegenseitig in dieser Ruhepause aktivieren.

Blütenauszüge können auch beim Baden mit Urinzusatz verwendet werden und dürfen Bestandteil Ihrer morgendlichen Einreibung sein. Darüber hinaus ist es möglich, sie in sogenannte Reaktionszonen einzumassieren. Reaktionszonen sind gute Rezeptoren und verstärken zielgerichtet die Wirkung der Blütenauszüge. Empfehlenswert ist das Einreiben im Bereich des Nackens, der Ohren, der Augenlider, der Fußsohlen, der Armbeugen und der Handflächen sowie der Stirn und Schläfen. Blütenauszüge in Kombination mit Urin haben sich auch bei der Behandlung der Haare bewährt. Auf der Kopfhaut befinden sich Akupunkturpunkte und Meridiane, auf welche die Blütenauszüge einwirken.

Sie können sich jetzt schnell orientieren, indem Sie die Wirkungsbilder in den nachstehenden Aufstellungen über Bachblüten, Himalajablüten und Rosenessenzen lesen.

Bachblüten sind bei der Behandlung im seelischen und geistigen Bereich tiefgreifender. Sie wirken feinstofflicher und haben eine höhere Schwingungsqualität. Wenn man sie als den Handwerker unter den Blütenauszügen bezeichnen will, dann sind die Himalajablüten die Künstler. Es ist nicht so, daß Himalajablüten die Bachblüten ersetzen, die Bachblüten aber das schwer erreichen, was die Himalajablüten vermögen. Jeder hat auf seiner Ebene zu wirken, hat seine Schwerpunkte. Mit der Kombination beider Blütenauszüge kommt man manchmal besser zurecht als nur mit einem Mittel.

Bachblüten

1. *Agrimony (Odermenning):* Der Patient versucht fröhlich und sorglos zu sein, aber nur, um die dahinterstehenden, qualvollen, ängstlichen Gedanken und die innere Unruhe zu verstecken.

2. *Aspen (Zitterpappel):* Der Patient ahnt das drohende Unheil. Ihn plagen eine ständige, unerklärliche, unbestimmte Ängstlichkeit, unerklärliche Furcht und eine immer drohende Vorahnung. Auch in seinem Äußeren ist er der immer furchtsame und weglaufende und der sich versteckende Mensch.

3. *Beech (Rotbuche):* Man ist immer der Bessere, deswegen braucht man den anderen nicht zu nennen, aber hat immer Grund, ihn zu kritisieren. Arroganz und Intoleranz spiegeln nach außen hin überhebliche Sicherheit vor.

4. *Centaury (Tausendgüldenkraut):* Kennzeichen ist der eigene schwache Wille. Deswegen überreagiert er auf die Wünsche anderer. Aus Willensschwäche kann er nicht Nein sagen. Das nutzen andere Menschen aus und profitieren von der scheinbaren Gutmütigkeit. Der Patient spürt seinen schwachen Willen und leidet darunter, zum Spielball anderer zu werden.

5. *Cerato (Bleiwurz):* Der Patient glaubt, niemandem etwas recht machen zu können. Er hat kein Vertrauen zu sich selbst und kann sich auch keinen eigenen Standpunkt bilden.

6. *Cherry Plum (Kirschpflaume):* Dieser Patient kann sich und andere nicht loslassen. Er ist innerlich verkrampft und voller Angst; er hat Angst sich zu entscheiden und neigt zu Kurzschlußhandlungen. Aus dieser Angst heraus verliert er die Selbstkontrolle und äußert sich in wilden, unkontrollierten, überschäumenden Temperamentsausbrüchen.

7. *Chestnut Bud (Knospe der Roßkastanie):* Unfähig, aus den eigenen Fehlern zu lernen, macht er ungläubig immer dieselben Fehler. Er will keine Erfahrungen sammeln und schon gar nicht aus ihnen lernen.

8. *Chicory (Wegwarte):* Der Patient ist ein Egoist. Er will Macht über andere und alles besitzen, was es zu besitzen gibt. Er glaubt sich um alles kümmern und alles kritisieren zu müssen. Dennoch verlangt er von seiner sozialen Umwelt, daß sie sich nur ihm zuwendet.

9. *Clematis (Weiße Waldrebe):* Der Patient folgt den Wolken am Himmel, er ist ein Tagträumer, läßt sich von seinen Gedanken weit forttragen. Für das, was um ihn herum vor sich geht, kann er keine Aufmerksamkeit aufbringen.

10. *Crab Apple (Holzapfel):* Der Patient ist geplagt von dem Gefühl innerer und äußerer Unsauberkeit. Er ist der Pedant, kümmert sich um jede Kleinigkeit und braucht die Reinigung durch Holzapfel.

11. *Elm (Ulme):* Der Patient fühlt sich den Aufgaben nicht gewachsen und entschuldigt sich vor jeder Aufgabe durch alle möglichen Hindernisse.

12. *Gentian (Herbstenzian):* Dies ist der Skeptiker, der Zweifler, der Pessimist. Aus lauter Zweifeln und Pessimismus fehlt es ihm immer an Mut.

13. *Gorse (Stechginster):* Der Patient hat nie Chancen, weil er nicht daran glaubt. Er ist jenseits jeder Hoffnung und immer verzweifelt.

14. *Heather (Schottisches Heidekraut):* Der Patient braucht sein Publikum als Selbstbestätigung. Er ist völlig auf sich bezogen, aber gerade auch durch diese Abhängigkeit geschwächt. Das fühlt er und nimmt es sich und anderen übel.

15. *Holly (Stechpalme):* Eifersucht, Mißtrauen, Ablehnung, Neid, Haß erfüllen den Patienten im Seelischen, Geistigen

und Körperlichen. Er kommt nie zur Ruhe, fühlt sich immer zurückgestoßen.

16. *Honeysuckle (Jelängerjelieber):* Der Patient kann die Vergangenheit nicht loslassen. Er bedauert das Versäumte und jammert über das, was er nicht getan hat. Obwohl er die Vergangenheit nicht losläßt und an die Zukunft nicht glaubt, lebt er auch nicht in der Vergangenheit; er pendelt zwischen beiden hin und her.

17. *Hornbeam (Weißbuche):* Der Patient glaubt nicht an seine Kraft, mit der er den Alltag bewältigt. Daher muß er immer im letzten Augenblick doch noch einen Bauchaufschwung erzwingen, um seine Aufgabe zu meistern.

18. *Impatiens (Drüsentragendes Springkraut):* Kennzeichen ist die Ungeduld. Die Fliege an der Wand ärgert den Patienten. Wenn er reagiert, schießt er immer weit über das Ziel hinaus.

19. *Larch (Lärche):* Kennzeichen ist das Minderwertigkeitsgefühl und die Furcht, daß aus seiner Minderwertigkeit alles Schlechte auf ihn zurückfällt.

20. *Mimulus (Gefleckte Gauklerblume):* Alles macht diesem Patienten angst. Er sucht immer nach der Angst in sich, vor der Welt aber kann er sich nicht dazu bekennen.

21. *Mustard (Wilder Senf):* Immer wiederkehrende Traurigkeit kommt und verschwindet plötzlich.

22. *Oak (Eiche):* Der Patient ist ein Kämpfer, aber er kämpft, weil er niedergeschlagen und erschöpft ist; er kann nie aufgeben.

23. *Olive (Olive):* Der Patient fühlt sich so ausgelaugt, daß er wie ein nasser Sack dasitzt; selbst das Lachen ist ihm zuviel und zu anstrengend.

24. *Pine (Schottische Kiefer):* Alles, was der Patient getan hat, lädt Schuld auf ihn. Ihm fehlt der Mut, um noch irgend etwas zu unternehmen.

25. *Red Chestnut (Rote Kastanie):* Der Patient sorgt sich um seine Mitmenschen. Er fürchtet das, was anderen zustoßen könnte.

26. *Rock Rose (Gelbes Sonnenröschen):* Angst wäre für diesen Patienten erträglich, aber ihn packt die Panik. Aus Panik wird er kopflos und terrorisiert seine Umgebung mit seinen Angstattacken.

27. *Rock Water (Wasser aus heilkräftigen Quellen):* Der Patient sucht die Ideale und folgt ihnen bedingungslos, ist ihnen innerlich verpflichtet, so daß er für persönliche Bedürfnisse weder Raum, Zeit noch Geld hat.

28. *Scleranthus (Einjähriger Knäuel):* Der Ambivalente und Unberechenbare, heute munter, morgen traurig. Von einem Augenblick zum nächsten wird die Freudenträne zur Träne der Trauer. Er ist immer unschlüssig, immer auf dem Sprung, den er doch nie wagt.

29. *Star of Bethlehem (Doldiger Milchstern):* Der Patient ist der Seelentröster für alle, die mit dem, was gestern geschah, weder körperlich noch seelisch klarkommen.

30. *Sweet Chestnut (Edelkastanie):* Kernproblem ist die tiefste Verzweiflung, die man sich vorstellen kann. Der Patient glaubt, daß die Belastung und die Verzweiflung daraus jede mögliche Grenze, die man sich vorstellen kann, weit überschritten hat.

31. *Vervain (Eisenkraut):* Der Patient gibt mehr, als er kann, um sich für eine gute Sache einzusetzen. Sein Einsatz ist Raubbau an seinen Kräften, der ihn fanatisch, reizbar und zu einem Menschen macht, der andere terrorisiert.

32. *Vine (Weinrebe):* Der Patient gleicht dem Tyrann, schwebt über allem, dominiert alle und jeden, ist rücksichtslos und egoistisch.

33. *Walnut (Walnuß):* Die Kraft, die den Durchbruch zum Neuen schafft. Menschen, die vorübergehend unsicher

über ihre Ziele und Belastbarkeit sind, von außen beeinflußt werden und dadurch wankelmütig sind. Der Schlüssel zur neuen Tür.

34. *Water Violet (Sumpfwasserfeder):* Dies sind Menschen, die sich wohl fühlen, sich zurückziehen, reserviert sind und aus der eigenen Zelle heraus die Welt erleben. In ihrer Zurückgezogenheit fühlen sie sich überlegen.

35. *White Chestnut (Weiße Kastanie):* Diesen Patienten beherrschen immer wieder auftauchende Gedanken, über die er innere Selbstgespräche führt.

36. *Wild Oat (Weidrespe):* Der Patient sucht seine Lebensaufgabe, findet sie nicht, ist unbestimmt mit sich und mit dem sozialen Umfeld; er schwankt, ist unzufrieden und zerrissen.

37. *Wild Rose (Heckenrose):* Den Patienten kennzeichnen Teilnahmslosigkeit, Apathie, Resignation und inneres Aufgeben.

38. *Willow (Gelbe Weide):* Der Patient fühlt sich verletzt und ungerecht behandelt. Er wird von innerem Groll und von Verbitterung geplagt. Er sieht sich selbst als Opfer, fühlt sich vom Schicksal ungerechtfertigt dazu gemacht.

39. *Rescue (Notfalltropfen):* Es ist eine Mischung aus den Blütenauszügen 6, 9, 18, 26 und 29. Es wird bei Schreck und Schock eingenommen und wirkt gegen Aufregung, spannungsreiche Situationen und seelische Narben.

Himalayablüten

1. *Torroyia Rorshi:* Erhöhung der geistig, körperlichen Sensibilität und Verbesserung des Aufnahmevermögens.

2. *Nilgire Longy St. »John's Lily/Cape Lily«:* Sie löst Verbissenheit und ermöglicht Verbindlichkeit.

3. *Tassel Flower:* Sie heilt tiefe Gefühlstraumata und geistige, seelische Disharmonien.

4. *Pill-Bearing Spurge:* Hilft Patienten, die auf einem schlechten Weg und zu hilflos sind, um sich davon zu lösen.

5. *Roter Hibiskus:* Er weckt Wärme im Patienten und stärkt das Verantwortungsgefühl, sorgt für Harmonie im Geistigen und vertieft und reinigt sexuelle Kontakte.

6. *Parval:* Sie löst Hartherzigkeit, öffnet den Patienten, stärkt die Inspiration, Sensibilität und das Mitgefühl.

7. *Red Silk Cotton:* Sie löst von Abhängigkeiten, insbesondere solche von esoterischen Schulen, religiösem Unverständnis, Sekten und Heilsverkündern.

8. *Yellow Silk Cotton:* Öffnet für religiöse Botschaften, befreit von Zwangsvorstellungen, stärkt die Bereitschaft, anderen zu helfen.

9. *Water Lily:* Hilft, sexuelle Abhängigkeit auszugleichen.

10. *Bougainvilaea:* Weckt das Verständnis für mystische und heilige Lebensaspekte, erweitert das Bewußtsein.

11. *Ixora (Orangenblüte):* Weckt und vertieft das sexuelle Verlangen, heilt Frigidität und Impotenz, stärkt die sexuelle Erlebnisfähigkeit, bringt Weltoffenheit.

12. *Peacock Flower:* Ein hervorragendes Mittel nach körperlichen und geistigen Schockzuständen. Es verbessert die Funktionsfähigkeit des Nervensystems.

13. *Swallow Wart:* Führt aus Zwangsvorstellungen, körperlichen, geistigen und seelischen Disharmonien und aus der Angst heraus.

14. *Ashoka Blume:* Heilt Folgen von körperlichen Verletzungen und geistig, seelische Belastungen. Ein Mittel gegen tief eingegrabene Sorgen, gegen Trauern, Kummer und Disharmonie, Zweifel, Leiden, Krankheit und Isolation.

15. *Malabar Nut Blume:* Ein gutes Mittel für jene, die unter Vorurteilen leiden, die von Stolz und Eigensucht getrieben werden. Es weckt Liebe, Toleranz und Verständnis im Patienten.

16. *Cannon Ball Blume:* Wirkt gegen Frigidität, Egozentrik.

17. *Pagoda Blume:* Sie befreit von sexuellen Abhängigkeiten, die den Lebenspartner zum Lustobjekt machen. Hilft Patienten, die von sexuellen Vorstellungen besessen sind und sich andere Menschen sexuell unterwerfen. Sie löst Blockaden durch übertriebenes sexuelles Verlangen und Illusionen auf, schenkt Verständnis.

18. *Christthorn:* Hilft Menschen, die von Zwangsvorstellungen betroffen sind.

19. *Meem:* Reguliert das Herzfeuer, und führt den Patienten über das Herz als Haus des Geistes zu Intuition, Verständnis und Liebesfähigkeit.

20. *Dai Blooming Jessamine:* Er hilft, Schmerzen zu ertragen bzw. zu lösen. Er transformiert körperliche Behinderung zu Verständnis und Annahme und entwickelt im Patienten die Fähigkeit, Liebe, Freundlichkeit und Hingabe anderen Menschen zu widmen.

21. *Indian Mulberry:* Neutralisiert Haß, tiefsitzendes Mißtrauen und Vorurteile.

22. *White Coral:* Eignet sich für Patienten, die engstirnig sind, Heilsbotschaften anhängen oder sich selbst als Heiler fühlen, dogmatisch, kritisch und kompliziert sind. Sie kennen nur das eine. Mit White Coral lernen sie, schwarz und weiß zu unterscheiden und werden verständnisvoll.

23. *Rippy Hillox:* Mittel gegen sexuelle Spannungen, aber auch gegen Frigidität und Impotenz; hilft gegen sexuelle Traumata, z. B. auch gegen den durch eine Vergewaltigung verursachten Schock.

24. *Slow Match:* Harmonisiert eine Partnerschaft. Mittel gegen die Abneigung der Mitmenschen, entwickelt Liebesfähigkeit, Offenheit, Vertrauen und Verständnis zwischen den Partnern. Es ist ein Mittel, um in der Partnerschaft Harmonie zu bewahren.

25. *Teakwood Flower:* Vitalisiert die Sinne, verstärkt Konzentration und weckt das geistige Interesse. Es wirkt gegen Alterungszustände und ist angezeigt bei Verwirrtheit, übermäßiger Müdigkeit und reguliert das Sozialverhalten im positiven Sinne.

26. *Temple:* Erweckt die Fähigkeit zu Demut, Bescheidenheit, Anbetung. Öffnet für Gott, kosmische Impulse.

27. *Rangoon Creeper:* Hilft Menschen, die abhängig von Gurus, die geistig und seelisch gefangen sind.

28. *Radish:* Stärkt die Seele und läutert den Geist. Objektivität und Einfühlungsvermögen werden besser.

29. *Morning Glory:* Wirkt gegen Drogenabhängigkeit.

30. *Red-Hot Cattail:* Öffnet das Herzzentrum, löst auch tiefsitzende Blockaden, befreit von dem Drang anzuklagen und hilft, sich von schlechten Erlebnissen der Vergangenheit in der Erinnerung zu lösen. Öffnet für Gott, kosmisches Sein.

31. *Vilayatt Amli:* Löst Verschlossenheit und Mutlosigkeit auf. Hilft, Minderwertigkeitskomplexe zu überwinden, und befähigt, wieder Kontakt aufzunehmen.

32. *Night Jasmine:* Stärkt und harmonisiert die Sexualenergie. Vertieft sexuelle Kontakte und sollte immer von beiden Partnern genommen werden.

33. *White Hibiscus:* Öffnet für den Weg zur Selbsterkenntnis. Wirkt bewußtseinserweiternd und verhilft zu Verständnis für die spirituelle Welt. Harmonisiert die Funktion der Seele und verbessert die Sinne.

34. *Tulip:* Hilft dem Patienten, wieder auf die Erde zurückzukehren und die Traumwolken zu vergessen.

35. *Parrot:* Koordiniert Gedanken und Sprache, Willen und Tat. Verbessert die Ausdrucksfähigkeit und das Sprachverständnis.

36. *Goldenrod:* Führt von negativem zu positivem Denken,

gibt mehr Selbstvertrauen und macht Abhängigkeiten klar.

37. *Sithihea:* Für Menschen, die über ihre materiellen Bedürfnisse das eigene Sein vergessen. Wirkt stärkend auf positive Einstellung, schenkt Überblick, erhöht Integrität und Einfühlungsvermögen. Schenkt ein gesundes Verständnis für die Bewertung von Besitz und die Notwendigkeit inneren Reichtums.

38. *Karvi:* Führt sexuelles Verlangen zu einem tiefen sexuellen Miteinander. Sexueller Egoismus wird in Hingabe und Miteinander verwandelt.

39. *Oldmaid:* Löst Blockade des Bewußtseins durch übermäßiges sexuelles Verlangen und den Willen auf, den Partner sexuell zu beherrschen.

40. *Ukshi:* Überwindet Gefühl der Minderwertigkeit und des Alleingelassenseins im Alter, Bitternis und Isolation.

41. *Butterfly Lily:* Macht den Menschen wieder menschlich, der zum Diktator wurde und nur den einen Gedanken kannte, andere Menschen zu beherrschen.

42. *Meenalih:* Für Patienten, die sexuelles Verlangen aus religiösem, sektenhaftem Denken heraus verdrängen. Wirkt gegen Impotenz aus Schuldgefühlen, löst Schuldgefühle, macht klar, daß Liebe löst und Sexualität die Sprache wahrer Liebe ist.

43. *Curry Leaf:* Reguliert Folgen von Diätsünden, insbesondere durch Alkohol. Löst geistige Spannungen, führt zur Entspannung, gibt ein gesundes Verständnis für Essen und Enthaltsamkeit.

44. *Prickly Poppy:* Hilft Männern, die Frauen sexuell beherrschen wollen, sich davon zu befreien, führt zu einer erfüllten Partnerschaft, getragen von Verantwortungsbewußtsein und Liebe.

45. *Indian Coral:* Hilft Menschen, die zu Bürokraten wurden

und andere beherrschen wollen. Diese Menschen sind selbstzentriert, arrogant und ohne Gefühl für den anderen. Löst Blockaden und führt zu geistigem Bewußtsein und Verständnis.

46. *Gulmohar:* Harmonisiert die sexuellen Meridiane und führt zu einem tiefen Verständnis füreinander.

47. *Office Flower:* Hilft Patienten mit Hautproblemen durch Überarbeitung, Frustration wie auch insbesondere durch Überladung mit Fernsehen.

48. *Spotted Gliciridia:* Für Patienten, die andere mit ihren politischen Vorstellungen beherrschen wollen und versuchen, sie für ihre Ideen zu gewinnen.

49. *Drumstick:* Wirkt gegen Bronchitis sowie gegen Verspannungen aus Bitternis und Verletzungsgefühlen. Mindert das Rauchverlangen und löst die Blockade festsitzender Gefühle.

50. *Old Maid:* Hilft Frauen mit einem falschen Gefühl für Sexualität aufgrund von Erziehung oder durch Verletzung. Hilft Frauen gegen Egoismus und weckt das Verantwortungsgefühl. Die Frauen sind solche, die bittere, ablehnende Gefühle gegen Männer haben und sie das auch durch ihre Sexualität spüren lassen.

51. *Lotus:* Es handelt sich um ein spirituelles Elixier. Es verstärkt die Wirkung anderer Blütenauszüge, reguliert das Gefühlsniveau, ist ein hervorragendes Mittel in der Rekonvaleszenz und stärkt das Einfühlungsvermögen.

Im einzelnen wirkt Lotus gegen die folgenden energetischen Zustände: Schock, Verletzungen, Schreck, Angst und Belastungen; Streß und Anspannung; Erschöpfung und Depression; negatives Denken; Umweltbelastung; Bettnässen; Hitzschlag; Reisekrankheit; Akne und Menstruationsstörungen; Sucht; Rückenschmerzen; Hektik, Ärger, Kritik, Isolierung; Eifersucht.

Lotus unterstützt: Zutrauenbildung; das Fasten; die innere Uhr; die Herbeiführung von Schlaf; die Reinigung; Frauen im Klimakterium; die Herbeiführung von Verständnis; die Regulierung von Gefühlen; Pflanzenwuchs und -heil; Konzentration; Atmung und Heilkraft; Geburtshilfe; die Abwehrkräfte des Körpers; die Auflösung von Schuldgefühlen, Sorgen und Minderwertigkeitsgefühlen; die Lösung von Stirnhöhlenproblemen; Nervenfunktion; Stärkung des Herzens; sexuelle Harmonie.

Der Hyma-Energizer

Für den indischen Arzt Dr. Cha stellten sich im Laufe seiner medizinischen Tätigkeit immer mehr Fragen aufgrund unbefriedigender Behandlungsergebnisse, auf die er keine Antwort fand. Diese Fragen richteten seine Aufmerksamkeit auf naturheilkundliche Verfahren, auf die Anwendung der alten Ayurveda-Medizin und schließlich auch auf die Nutzung der Himalajablütenessenzen.

Dr. Cha interessierte sich vor allem für die elektromagnetischen Phänomene, also für den energetischen Hintergrund einer Erkrankung und für ihre energetische Umsetzung. Auf der Suche nach einer ganzheitlichen Therapie entdeckte er die Himalajablüten als Träger energetischer Heilkraft.

Der indische Arzt ging jetzt einen besonderen Weg. Er beschränkte sich nicht darauf, nur die Blütenblätter abzuschneiden, um die Wirkstoffe energetisch zu extrahieren. Er wußte, daß jede mechanische Beschädigung der Pflanzen den Wert der Heilkräfte in ihnen mindert. Dr. Cha nutzt eine Methode, um am lebenden Blütenstrauch die Informationen aus der Blüte zu extrahieren und diese dann zu Himalajablütenessenzen zu verdichten.

Dr. Cha experimentierte lange Zeit, bis er eine stark wirksame Mischung aus Himalajablütenauszügen, den Hyma-Energizer, zusammengestellt hatte, die man zur Verbesserung des Urins einsetzen kann. Man vermischt jeweils 20 Tropfen mit dem Urin, den man für äußerliche oder innere Anwendung einsetzen will.

Der Hyma-Energizer dient allgemein der Verbreiterung und Vertiefung des Urinanwendungsspektrums. Er ist weder patientengebunden, noch erfordert er eine besondere Diagnose. Ist das Niveau des Urins im Sinne der Heilkraft sehr niedrig, dann kann man es mit dem Hyma-Energizer entsprechend energetisch anheben. Die Mischung wirkt über Schwingungsspektren und verbessert unspezifisch den energetischen Gehalt des Urins.

Rosenessenzen

Rosenessenzen sind ein Hilfsmittel, um die energetischen Prägungen eines negativen Befindens über Krankheit oder Störungen so zu ändern, daß wieder energetisch positive Schwingungspotenzen und Vibrationen im Körper entstehen und damit eine Regulation zur heilsamen Mitte erfolgen kann. Rosenessenzen regulieren die Energie besonders im mentalen und seelischen Bereich. Gerade dies ist nach Aussagen vieler Heiler oft der im Krankheitsvorfeld zuerst gestörte Bereich. Es ist sinnvoll, die Gefühlswelt und Gedankenqualität schon im Vorfeld zu regulieren, indem man dem Urin rechtzeitig Rosenessenzen zusetzt. Auf diesem Wege ist Vorbeugung ausgezeichnet möglich. Dabei ist allerdings zu beachten, daß Rosenessenzen nicht mit anderen Blütenessenzen gemischt angewendet werden sollten.

Rosenessenzen sind in den meisten Gesundheitsläden erhältlich. Notfalls wenden Sie sich an: Firma Korthe, Hauptstraße 9, 78267 Aach. Sie beliefert Gesundheitsläden und kann Ihnen sicherlich eine Bezugsquelle nennen.

Alpenrosenhybrid: Hochmut und überzogener Stolz mit Eitelkeit zerstören Demut und Offenheit. Offenheit heißt, dem Leben zuversichtlich gegenüberzutreten und die Liebe zum Mittelpunkt für sich selbst, in der Beziehung zur Schöpfung und zur Natur zu machen. Liebe ist der Urquell für Lebensenergie und somit Lebenselixier schlechthin.

Zimtrose: Sie gibt Licht in die Nacht der Seele. Sie richtet den Blick nach oben, vom Dunkel des Tales zum Gipfel.

Frühlingsgold: Nach der Fünf-Elemente-Lehre ist das Herz die Mutter des Magens und der Magen Mutter des Dickdarms, während das Herz wiederum mit dem Dünndarm verbunden ist. Die Energie all dieser Organe trifft sich im Sonnengeflecht des Oberbauchs. Auf das Sonnengeflecht aber wirkt das Frühlingsgold im Sinne der energetischen Harmonisierung und des Ausgleichs dieser Organe. Sich im Herzen zu finden heißt, sich selbst zu akzeptieren, Liebe nach außen hin zu verströmen und im Mittelpunkt, im Sonnengeflecht zu konzentrieren.

Wildrosenhybrid: Das Kronen-Chakra öffnet sich dem Himmel, während die Füße die Erde berühren. Ein harmonischer Ausgleich zwischen dem Oben, das über uns hinwegfließt, und dem Unten, auf dem wir stehen, ist wichtig um ganz im Sein atmen zu können. Die Wildrose hilft, sich nach oben und unten gleichermaßen zu öffnen.

Apfelhybrid »Sarah«: Sie wirkt auf das Herzzentrum und öffnet den Quell der Liebe für uns und andere.

Apfelrosenhybrid »Souvenir«: Nur Liebe führt das Herz zum Kopf, läßt den Körper mit der Seele und die Seele mit dem Geist sowie alle drei in einer Einheit miteinander schwingen.

Aromatherapie

Jede Pflanze, ob Heilpflanze oder nicht, trägt in sich Aromastoffe mit einem qualitativ und quantitativ unterschiedlichen Wirkungsspektrum. Wie man aus der Pflanzenheilkunde weiß, wirken diese Aromastoffe auf die innere Organe, regulieren die Schleimhaut, aktivieren die Ausscheidung, normalisieren die Nervenfunktion und verbessern die Leistung der fünf Sinne, des Hormonsystems und der Durchblutung. Die Ausscheidung über Haut, Darm, Nieren und Lunge wird mit ihrer Hilfe verbessert.

Aromastoffe sprechen wie die Blütenessenzen vor allem den geistig-seelischen Bereich an. Doch ist bei ihnen die Wahrscheinlichkeit unerwarteter oder unerwünschter Nebenwirkungen größer. Ätherische Öle können bei unverdünnter Anwendung die Schleimhaut reizen oder sogar allergische Reaktionen auslösen.

Wie bei allen übrigen hier beschriebenen Zusätzen stellt sich natürlich auch bei den Aromastoffen die Frage, warum man den ohnehin schon ganzheitlich wirkenden Urin nun auch noch mit ätherischen Ölen versetzen soll? Die Antwort auf diese Frage ist schnell gegeben. Aromastoffe und Urin verstärken sich gegenseitig. Der Eigenurin sorgt für eine bessere Resorption der Aromastoffe, und diese geben seiner Heilkraft größere Potenz und verstärken seine Vitalkraft. Ätherische Öle verbinden sich mit dem Urin und werden von der Schleimhaut intensiver aufgenommen. Ein einziger Tropfen eines ätherischen Öls im Urin ist oft schon ausreichend. Urin als Träger sorgt dafür, daß der beigegebene Aromastoff in winzigsten Mengen im gesamten Körper verteilt und damit besser verträglich wird. Dies kommt praktisch einer Homöopathisierung gleich.

Wenn die ätherischen Öle mit Wasserdampf aus den Heilpflanzen herausgezogen werden, dann schwimmen sie nach dem Abkühlen auf der Wasseroberfläche und können leicht abgeschöpft und eingefüllt werden. Doch nicht alle Aromastoffe einer Pflanze gehen diesen Weg. Ein Teil verbindet sich mit dem Wasserdampf und bildet mit ihm eigene Moleküle. Auf diese Weise entstehen Aquarome bzw. Hydrolysate, die von ähnlicher Heilqualität sind, wie die ätherischen Öle, jedoch in sehr viel stärker verdünnter Form. Aus diesem Grund und weil sie keine aggressiven Gerb- und Bitterstoffe mehr enthalten, ist die Verträglichkeit von Aquaromen größer. Man könnte auch sagen, Aquarome sind die homöopathische Potenzierung der eigentlichen ätherischen Öle. Aquarome verbinden sich leichter mit einer Flüssigkeit auf Wasserbasis, wie der Urin eine ist, als die Öle. Daher sind sie für die Urintherapie besonders geeignet.

15 bis 20 Tropfen eines Aquaroms eignen sich als Zusatz zum Trinkurin mit oder aber in beliebiger Menge als Zusatz für den Urin zum Einreiben. Ätherische Öle kommen vor allem bei Urineinreibungen zur Anwendung. Unverträglichkeiten bei ätherischen Ölen sind nicht auszuschließen, daher muß bei der Dosierung auf die Verträglichkeit Rücksicht genommen werden. Sollen sie mit dem Trinkurin eingenommen werden, dann reicht ein Tropfen pro Glas aus. Ätherischen Öle und Aquarome müssen sehr lange eingenommen oder angewendet werden, bevor sie Wirkung zeigen. Die folgenden ätherischen Öle und Aquarome sind eine Auswahl, die sich in der Praxis als hilfreich erwiesen haben.

Eukalyptus: Dieses ätherische Öl ermöglicht eine bessere Sauerstoffaufnahme und verstärkt die Lungenfunktion. Man atmet tiefer. Reinigt die Lungen und klärt die Schleimhäute. Deshalb ist Eukalyptus in der Regel in Hustensäften enthalten. Hilft folglich bei Husten, Bronchitis und entspannt die Atemmuskulatur. Wirkt darüber hinaus auch gegen Rheuma, bekämpft Viren und löst Konzentrationsschwächen auf. Übermäßig nervöse Patienten oder Menschen mit einer Schilddrüsenüberfunktion ist zur Vorsicht geraten, denn Eukalyptus regt die Schilddrüse an.

Kiefernnadel (ätherisches Öl und Aquarom): Normalisiert die Zellatmung, harmonisiert allgemein Körperfunktionen und insbesonde-re Lungenfunktion, letztlich den gesamten Atemtrakt von der Nase über die Nebenhöhlen, den Rachen bis zur Luftröhre und Lunge. Die Ausscheidung und folglich die Entgiftung des Körpers werden verstärkt. Die Nase und die Bronchien säubern und leeren sich. Die Durchblutung wird verbessert. Die bessere Atmung intensiviert die Blasebalgfunktion der Lungen und aktiviert das Venen- und Arteriensystem. Kiefernnadel als ätherisches Öl dämpft die Schilddrüse bei Überfunktion.

Lavendel (Aquarom): Sorgt für eine bessere Herzfunktion, für gute Kreislauffunktion im Venensystem und auch im arteriellen System. Verstärkt die Umwandlung von Stärke in Zucker und gibt daher Energie. Beugt vor gegen Diabetes, reguliert den Blutdruck, normalisiert die Hautfunktion, wirkt beruhigend und hilft beim Einschlafen, entspannt die Blutgefäße. Lavendel mildert die Begleiterscheinungen von Allergien, z. B. den Juckreiz, stärkt die Nerven, sorgt für Sauerstoff, reguliert die Durchfeuchtung der Gewebe mit Flüssigkeit und die Kapillarspannung der Gefäße.

Lemongras (Aquarom): Stabilisiert die Körperabwehr, stärkt die Thymusdrüse, die Milz, das Monozyten-Makrophagensystem als wichtiges Abwehrorgan und das Knochenmark. Eine Dusche mit Lemongras macht die Milz so munter, daß sich die Produktion von Antikörpern gegen unverträgliche Stoffe verbessert. Lemongras wirkt wie ein reinigender Besen auf das Bindegewebe. Das Bindegewebe ist die Schaltstelle zwischen Blut und den Organen. Alles, was aus dem Blut an Nährstoffen zu den Organen und ins Gewebe muß, passiert das Bindegewebe. Alles, was an Schlackenstoffen aus den Organen und dem Gewebe hinaus muß, fließt wieder durch das Bindegewebe ab. Lemongras strafft das Bindegewebe und verbessert dadurch seine Haltungsfunktion. Lemongras stärkt die Körperabwehr und die Blutbildung. Es sorgt dafür, daß überschüssige Flüssigkeit ausgeleitet und neue nährstoffreiche eingeleitet wird. Da heute bei vielen Patienten das Bindegewebe verschlackt und die Lymphe mit Schlackenstoffen überladen ist, ist Lemongras als Urinzusatz besonders interessant.

Indische Narde (ätherisches Öl und Aquarom): Harmonisiert Körper, Seele und Geist, schafft Gleichklang, führt zur Mitte, fördert Ausgeglichenheit und Gelassenheit. Verbessert den Kreislauf, sorgt für einen gesunden, harmonischen Herzrhythmus, gleicht die beiden Schenkel des vegetativen Nervensystems, nämlich Sympatikus und Vagus aus, harmonisiert die Funktion des Herzmuskels, wirkt bei unregelmäßig, zu schnell und zu langsam schlagendem Herzen.

Myrte (Aquarom): Befreit die Haut von Spannung, kräftigt sie, verbessert ihre Atmung und kommt daher gegen Alterserscheinungen zum Einsatz. Myrte verstärkt reflektorisch über die Haut das Abwehrsystem, stabilisiert den Hautfettfilm und den pH-Wert der Haut, verbessert die Blutzirkulation, richtet psychisch auf, stärkt die Atemwege, hilft bei Hämorrhoiden und dämpft die Angst vor Krankheit.

Orange (Aquarom): Macht munter, stärkt die Gehirnfunktion, steigert die Nährstoffversorgung für alle Sinnesorgane, für das zentrale Nervensystem und die Nerven selbst. Fördert den Schlaf, entspannt den Kopf, stärkt die Sinnesfunktionen, normalisiert die Nebenhöhlen. Orange als Aquarom ist vor allen Dingen ein Schlüssel für das Hormonsystem.

Pfefferminze (Aquarom): Pfefferminze stärkt Körperabwehr und Durchblutung, durchfeuchtet das Bindegewebe, damit es seine Elastizität erhält, stützt das gesamte Lymphsystem. Es wirkt entspannend auf die Milz, regt die Freßzellen an, damit Fremdeiweiß wie Bakterien eliminiert werden und die Körperabwehr funktioniert. Kräftigt die Thymusdrüse, regeneriert das Knochenmark und damit die Blutbildung, verbessert die Nährstoffversorgung und Sauerstoffanreicherung.

Rose (Aquarom): Harmonisiert die Sinnesfunktionen und vor allem das zentrale Nervensystem, macht freudig, verbessert Durchblutung und aktiviert das Hormonsystem. Baut auf, ohne unruhig zu machen, beruhigt, indem sie Seele, Körper und Geist, Gefühl, Denken und Handlung miteinander verbindet. Koordiniert und regt das Bewußtsein an, harmonisiert Unterbewußtsein, Spiritualität und Sensibilität.

Rosmarin (Aquarom): Hier steht die arterielle Durchblutung im Vordergrund und die nach außen zur Peripherie hin gerichtete systolische Herzleistung. Rosmarin sorgt für den Zuckerstoffwechsel der Leber und der Zellen im Sinne der Harmonisierung und setzt Energie frei. Senkt den Blutdruck, fördert die Insulinbildung der Bauchspeicheldrüse, regt den Kreislauf an und verbessert die Durchblutung.

Salbei (Aquarom): Salbei gleicht bei Entzündungen aus, reguliert die Ausscheidung und den Wasserhaushalt des Organismus, stärkt die Nieren und auch die Nebennieren.

Sorgt für Abwehrkraft gegen fremde Bakterien und für einen Ausgleich der physiologischen Flora, die für eine gesunde Darmschleimhaut, Mundschleimhaut, Schleimhaut im Atemsystem sowie im Vaginalbereich Voraussetzung ist. Reguliert bei Mundentzündungen, stärkt Nierenfunktion und gesamtes Nieren-/Blasensystems und vermindert übermäßige Sekretion in den Nieren. Salbei dämpft bei Wasseransammlung und normalisiert den innerkörperlichen Wasserhaushalt.

Sandelholz (ätherisches Öl und Aquarom): Führt ab, regt die Darmtätigkeit an, aktiviert die Geschlechtsorgane und die Keimdrüsen. Fördert die Durchblutung und die Schleimhautfunktion des Darms und damit die Entgiftung. Der Stoffwechsel wird verbessert. Über die Schleimhautregulierung und Besiedelung mit körpereigenen Schutzstoffen sorgt Sandelholz über die Milieusteuerung auch dafür, daß krankmachende Eindringlinge über Nase, Mund, Penis, Scheide, Darm nicht eindringen können.

Teebaum (ätherisches Öl und Aquarom): Wirkt hautpflegend, kräftigend, primär gegen Kontaktallergien der Haut und sekundär allgemein gegen Allergien, Pilzbefall und Hautekzeme, gegen Viren und Bakterien. Erfüllt eine entspannende und seelisch aufrichtende Funktion; zerstört krankmachende Pilze (Mykosen).

Thymian (ätherisches Öl): Wirkt harntreibend, entgiftet und aktiviert die Ausscheidung, verbessert die Schleimhautsekretion im Darm, Atem-, Nieren- und Blasenbereich, regt die Hautdrüsen an, verbessert die Abwehrfunktion der Haut und stabilisiert die Besiedlung mit körpereigener Flora. Thymian tötet Bakterien und krankmachende Pilze, wirkt heilend auf das gesamte Schleimhautsystem und auf alle Organe.

Vetiver (Aquarom): Stärkt die geschlechtsspezifischen Merkmale von Mann und Frau, sorgt bei der Frau besonders im Scheidenbereich für eine gute Abwehr, verhindert Durchfälle und stützt allgemein Geschlechtsorgane und Verdauung. Stimuliert die Keimdrüsen, sorgt für eine gesunde Hormonbilanz und normalisiert die Darmfunktion.

Zedernholz (Aquarom): Wirkt gegen Atemwegserkrankungen, Harnwegsinfektionen, Hautausschläge und vegetative Dystonie.

Zitrone (Aquarom): Dient der Stabilisierung einer guten Nährstoffversorgung, mobilisiert die Sinnesorgane und das zentrale Nervensystem. Hilft beim Einschlafen, wirkt auf Kopf, Nerven und Sinnesfunktion. Hilft jenen, die unter gestörter Nebenhöhlenfunktion wie auch unter Stirn- und Kieferhöhlenentzündung leiden. Die Zitrone ist ein Schlüssel zum Hormonsystem.

Zypresse (Aquarom): Kommt zum Einsatz in der Haarpflege, verstärkt die Hautfunktion und wirkt daher auch gegen Alterserscheinungen, richtet psychisch auf und verbessert Konzentrations- wie Leistungsfähigkeit.

Farben

Farbe bestimmt das Leben. Wie oft haben Sie sich Gedanken darüber gemacht, ob diese oder jene Farbe eines Kleidungsstückes Ihnen besser steht? Fühlen Sie sich nicht wohler in Ihrer Wohnung, wenn Wände und Zimmerdecken, Auslegeware und Möbelstücke farblich harmonisch auf Ihren Geschmack abgestimmt sind? Wachsen wir nicht innerlich mit, wenn im Frühling die Natur das winterliche Grau wieder mit frischem Grün und blühenden Bäumen und bunten Blumen schmückt?

Farben findet man als Symbol in der Politik, in der Religion, als Mittel zur Darstellung einer Hierarchie. Die chinesischen Kaiser trugen Gelb. Bestimmte Völker bevorzugen bestimmte Farben. Die Farben einer Flagge stehen symbolhaft für ein Land. Wir reden vom »Grünschnabel«, vom »Rotlichtmilieu« und vom »Silberstreifen am Horizont«. Vielleicht kennen Sie einen »Blaustrumpf«, sehen öfter mal schwarz und färben sich den Alltag durch rote Rosen?

Farben werden in vielfacher Weise auch von der Werbung eingesetzt. Farben sprechen das Unterbewußtsein direkt an, so daß man unbewußt zu einem Gegenstand greift, dessen Notwendigkeit und Nützlichkeit die Farbe suggeriert. Versuche haben gezeigt, wenn man das Fleisch in den Tiefkühltruhen der Supermärkte mit blauem Licht bestrahlt, dann fühlen sich nur wenige Käufer davon angezogen. Doch findet das Fleisch, welches mit rotem Licht bestrahlt wird, auch dann noch regen Zuspruch, wenn es bereits nicht mehr so frisch ist. Der Getränkehersteller Canada Dry hatte seinen Ginger Ale zunächst in rote Flaschen abgefüllt. Als er auf grün-weiße umstellte, schnellte sein Umsatz um 30 Prozent in die Höhe. Das Auge kauft immer mit, und oft ist es stärker als der Verstand.

Einige Beispiele zeigen deutlich, daß die gesundheitlich relevante Wirkung von Farben inzwischen anerkannt ist. Die Bestrahlung mit rotem Licht ist als therapeutisches Mittel weithin bekannt. Doch ist dabei, wie viele Patienten meinen, nicht die Wärme entscheidend, sondern die energetische Farbwirkung. Die typischen Merkmale einer Entzündung sind Schwellung, ein Klopfen oder Pochen in der Wunde und Rötung. Bestrahlte man nun Rötung mit rotem Licht, dann förderte man damit die Durchblutung, die zu Stauungen und weiteren Schmerzen führen würde. Rot erhöht den Blutdruck, sorgt dort für Spannung, wo durch die Entzündung ohnehin schon zuviel Blut ist. Statt die pulsierende Verletzung durch rotes Licht weiter zu reizen, sollte man sie mittels Blau beruhigen und kühlen. Blau reduziert die Blutzirkulation, vernichtet Bakterien, die Entzündungen verursachen, harmonisiert, dämpft die vor Schmerzen vibrierenden Nerven und beruhigt die unruhigen Gedanken. Blaues Licht sorgt dafür, daß die Entzündung abklingen kann.

Obgleich man die Wirkung, die Farben auf den Menschen haben, verallgemeinern kann und dies auch tut, reagiert dennoch jeder Mensch auch individuell. Was der eine als Farbe mag, findet der andere vielleicht abscheulich. Dieses Mögen oder Wollen ist nicht nur eine geistige oder gefühlsmäßige Vorstellung. Es laufen dabei durchaus biochemische Prozesse im Körper ab, welche die Reaktion auf Farben im Körper steuern. Der Umgang mit Farben ist also auch nach patientenspezifischen Merkmalen auszurichten.

Farben tragen die für jede einzelne typische Form von Energie in den Menschen hinein. Sie vermitteln Wohlbefinden, führen zu mehr Leistungsfähigkeit oder erzeugen andererseits Mißempfinden und mindern die Leistungsfähigkeit. Farben können die Pulsfrequenz und die Kreislaufaktivität erhöhen oder aber beruhigen und senken. Die Pflanzenforschung zeigt, daß sie Wachstum anregen oder aber zu bremsen vermögen. Farben können heilen oder aber krank machen.

All die geschilderten Eigenschaften machen Farben zu einer sinnvollen Ergänzung der Urintherapie. Sie geben ihr mehr Tiefe und Raum und vergrößern damit ihre Heilwirkung.

Es ist möglich, die Aktivität des Eigenurins über die Farben zu verbessern, die man gerne mag. Klarheit über die Wahl verschafft entweder der weiter vorne beschriebene Daumentest, oder Sie folgen Ihrer Intuition. Es steht Ihnen jedoch auch die Möglichkeit offen, anhand von Indikation und Farbwirkungen, wie sie im zweiten Teil dieses Abschnitts beschrieben werden, die Farbe auszuwählen, mit der Sie arbeiten wollen. Dann bestrahlen Sie Ihren Urin mit der ausgewählten Farbe und trinken ihn oder reiben sich damit ein.

Es hat sich als nützlich erwiesen, Urin in einer Sprühflasche bereitzuhalten, in der er mit ca. einem Drittel Alkohol von 38 Prozent konserviert wurde. Solche Sprühflaschen sind entweder in der Apotheke oder in Parfümerien erhältlich. Bevor Sie den Urin in die Sprühflasche geben, bestrahlen Sie ihn mit einer geeigneten Farbe. Sie haben dann die Möglichkeit, zu jeder beliebigen Tageszeit und wann immer es Ihnen erforderlich scheint, einen Sprühstoß unter die Zunge zu geben. Durch den Zusatz von Alkohol bleibt der Urin frisch und kann über einen längeren Zeitraum verwendet werden.

Jede Farbe ist eine elektromagnetische Kraft mit eigener Frequenz und Amplituden. So erklären sich die unterschiedlichen Schwingungsqualitäten der Farben und ihre wärmende oder kühlende Eigenschaft, der negative oder positive, der dämpfende oder anregende Effekt. Alles im Körper funktioniert auf der Basis von elektromagnetischer Energie. Die Zellen kommunizieren auf diesem Weg miteinander, Photonen bzw. Lichtquanten vermitteln Signale von Zelle zu Zelle. Körperzellen sind ein offenes System, das nur dann funktionieren kann, wenn es Informationen von außen bekommt. Haben die Zellen durch krankmachende Einflüsse ihren Rhythmus verloren, dann streben sie danach, wieder zu einem rhythmisch gesunden System zurückzufinden. Dazu benötigen sie höherwertige, ordnende Informationen. Diese Informationen stellen Sie für den Körper bereit, indem Sie ihm Urin und eine heilende, ausgleichende, stärkende Farbe geben. Der Urin findet sein Ziel im Körper: die gestörten oder kranken Zellen, denen es an gesunden Schwingungen fehlt. Der Urin ist selbst eine elektromagnetische Kraft und daher besonders geeignet, einen günstigen Einfluß auf die Körperschwingungen zu nehmen und sich mit anderen elektromagnetischen Energien, wie eben den Farben, zu verbinden.

Jede Krankheit verursacht pathologische Schwingungen, die durch physiologische reguliert werden können. Wer schwingt und in Rhythmus ist, muß es bleiben. Die Dynamik des Lebens setzt sich zusammen aus unterschiedlichen Rhythmus- und Vibrationsqualitäten. Hinzu kommt eine allgegenwärtige Polarität, nämlich ein physiologisch gesunder und ein pathologisch krankhafter Rhythmus. Den physiologischen Rhythmus nennen wir Gesundheit, den pathologischen von abweichender Schwingungsqualität Krankheit. Wenn der Mensch gesund ist, dann hat sein Urin eine pathologische Schwingungsqualität. Ist er jedoch krank, dann wird der Urin zum Reizkörper, der mit seiner pathologischen Schwingung das physiologische System zur Reaktion weckt. Damit wird das Kranke zum Medikament. Mit Farbe versetzt, nimmt der Wirkungsgrad des Urins noch weiter zu.

Die im pathologischen Prozeß verlorene Energie muß ausgeglichen werden, um zum physiologischen Originalzustand zurückzukehren. Dies kann durch Lichtschwingungen, also durch Farben, erreicht werden. Wie wichtig Licht mit all seinen Frequenzen (also Farben) für den Menschen ist, zeigt das Beispiel der Menschen, die in polaren Regionen leben. In der dunklen Jahreszeit nehmen Depressionen, Neurosen und Angstbeschwerden deutlich zu. Licht aktiviert im Menschen die Epiphyse. Sie produziert Melatonin, welches aufhellend und aktivitätssteigernd wirkt. Setzt man in der dunklen Jahreszeit Patienten aus polaren Regionen intensiver Lichtbestrahlung aus, dann verschwinden die Symptome oder nehmen ab.

Rudolf Steiner sagt: »Lebendiges atmendes Leben zeigt sich in der Farbexposition des Körpers. Krankheit ändert diese Farbexposition. Durch die Farbänderung kommt er (der Patient) zu anderer Einsicht und über die Einsicht zu neuem Bewußtsein. Dieses ist das formende Element in Krankheit und Gesundheit, zu neuer Lebenserfahrung zu kommen, die immer wieder ein Ausdruck der Farbigkeit ist.«

Es stellt sich die Frage, warum es nicht ausreicht, den Körper mit der notwendigen Farbe zu bestrahlen, statt den Urin. Der entscheidende Unterschied besteht darin, daß die Bestrahlung im ersten Fall von außen, im zweiten Fall aber sozusagen von innen erfolgt und das krankhafte Geschehen direkt angeht. Selbstverständlich ist es möglich, die Farbe, mit der man den Urin bestrahlt hat, zusätzlich auch von außen auf den Körper einwirken zu lassen, entweder auf die Haut oder über das Auge. Beides führt zu einer Verstärkung und Intensivierung.

Nachstehend erhalten Sie einige allgemeine Richtlinien zur Heilanwendung von Farben:

- Machen Sie bei der Behandlung keine Experimente. Seien Sie sicher, was Sie behandeln wollen. Unterlassen Sie die Behandlung schwerwiegender Erkrankungen. In solchen Fällen muß ein Arzt hinzugezogen werden.
- Suchen Sie sich nicht einfach *eine* Wirkung aus. Studieren Sie das Gesamtbild der Farbindikation. Erst wenn sich eine weitgehende Übereinstimmung des Gesamtbildes mit Ihren Beschwerden ergibt, haben Sie die richtige Farbe gewählt.
- Wenn sich keine eindeutige Zuordnung erreichen läßt, dann wählen Sie evtl. im Wechsel zwei oder drei verschiedene Farben. Beachten Sie aber: Der gezielte Einsatz wirkt besser als der breit gestreute, der verwirren und blockieren kann. Entscheiden Sie sich im Zweifelsfalle lieber für eine halbwegs zutreffende Farbe mit mehrmaliger Anwendung, als für eine Vielzahl, mit der Sie nur einen therapeutischen Flickenteppich herstellen.

- Wenn Sie eine Farbe ausgewählt haben, dann bestrahlen Sie damit den Urin, der zum sofortigen Trinken bestimmt ist, jenen, den Sie als homöopathische Potenz oder in einer anderen Aufbereitung in einer Sprühflasche verwenden, den Dreitagesurin zum Einreiben und auch sich selbst. Denken Sie jedoch daran, das Äußere muß sich mit dem Inneren in Übereinstimmung befinden. Die äußere Anwendung des Urins verbindet sich mit der inneren zu einem geschlossenen Ganzen.

- Jeder Mensch besitzt seinen individuellen Rhythmus und seine persönliche Schwingung. Beachten Sie dies bei der Auswahl der Farbe.

- Farbtherapie funktioniert, weil in den Farben kosmische Ordnung und Harmonie atmet. In ihnen ist das geordnete Ganze. Körper, Seele und Geist finden durch ihren Einfluß vom pathologischen zum physiologischen Zustand zurück. Doch dies ist ein sehr langsamer Prozeß, der viel Geduld fordert.

- Jede Krankheit hat ihr eigenes Schwingungsbild, das bei jedem Patienten eine individuelle Ausprägung entwickelt. Farbtherapie muß daher in erster Linie in Beziehung zur Persönlichkeit des Kranken erfolgen.

- Heilkunst schließt immer die richtige Ernährung mit ein. Daher haben Sie die Möglichkeit, Ihre Farbtherapie durch die Farben der Nahrungsmittel, die Sie zu sich nehmen, noch zu verstärken. Rote Bete, gelber oder roter Traubensaft und grüner Weizensaft mögen hierfür ein Beispiel sein.

- Denken Sie daran, Sie können Farbwirkung auch durch Kleidung für sich gewinnen. Andere Möglichkeiten sind die Lichtquellen in Ihrer Wohnung, oder aber Sie befestigen phasenweise Farbfolien an Ihren Brillengläsern.

- Vermischen Sie den Urin möglichst mit naturbelassenen Farben wie z. B. mit frischgepreßten farbigen Obst- und

Gemüsesäften. Diese Farbkraft ist stärker als jede andere aufgesetzte Farbe über Filter. Wenn Sie Filter verwenden, dann sollten sie aus Glas und nicht aus Kunststoff sein. Glasinduzierte Farben wirken besser als kunststoffinduzierte.

Weiß

Weiß steht in Asien für Trauer, symbolisierte im alten Rom Klage und steht allgemein auch für Sauberkeit, Unschuld, Glaube, Frieden und Hingabe. Weiß hat einen ästhetisierenden, sensibilisierenden Effekt, es belebt und beruhigt zugleich.

Der Weißtyp ist sensibel, pedantisch, genau, liebt die Sauberkeit und die Ordnung.

Indikationen: Wirkt entspannend, kühlt bei Hitzeerkrankungen ab.

Kontraindikation: Weiß darf nicht angewendet werden bei Störungen des Wärmehaushalts.

Gelb

Gelb steht für Feigheit, aber auch für Weisheit und Fröhlichkeit. Es symbolisiert Verrat, aber auch Beständigkeit. Gelb hat Gottbezug, in China war es die Farbe der Kaiser. Auch bei den Ägyptern und Griechen wurde die Farbe mit Macht assoziiert. Ein Patient mit Gelbqualitäten verfügt über Kreativität. Er neigt zu Nervosität, zu Eigensinnigkeit und zum Alleinsein. Er redet gern, manchmal bis zur Schwatzhaftigkeit, aber er handelt wenig. Gelb verbessert die Sehfähigkeit und aktiviert die nervliche Versorgung der Muskeln. Die Motorik wird verbessert. Die Farbe eignet sich bei Taubheitsgefühlen und auch bei Lähmungserscheinungen im Sinne einer Zusatzbehandlung. Gelb ist die Farbe, die repariert und stimuliert. Sie bietet sich bei ca. 70 Prozent aller Krankheiten an. Sie aktiviert das Abwehrsystem, indem die Enzymbildung verbessert und Entzündungen ausgeleitet werden. Die Funktion der Galle wird angeregt, die Nervenfunktion, Entgiftung und Stoffwechselleistung der Leber werden verbessert. Bei Allergien ist Gelb angezeigt, um Überfunktionen der Haut und Schleimhaut zu mildern. Gelb macht das Blut flüssig, aktiviert die Lymphozyten und dämpft die Milz. Gelb lockt Freude, Fröhlichkeit und Verstand ins Leben.

Indikation: Gelb kann durch Verbesserung der Energie bei den folgenden Erkrankungen gute Dienste leisten: Rheuma, Gelenkleiden, Verstopfung, Diabetes im Sinne der Durchblutungsverbesserung, Verdauungsproblemen, Hautekzemen, Erschöpfungszuständen, Blähungen, Lähmungserscheinungen, nach einem Schlagfall als Zusatztherapie, Blasenschwäche, Nierenerkrankungen, Lebererkrankungen, Depressionen, Sensibilitätsstörungen sowie einseitige Durchblutungsstörungen.

Kontraindikation: Gelb darf nicht angewendet werden bei akuten Entzündungen, geistiger Verwirrtheit, Durchfällen, Fieber, Herzklopfen, Neuralgien und Übererregbarkeit.

Orange

Orange steht für Entspannung und Sicherheit, es regt die Schlafbereitschaft, den Appetit und die Verdauungstätigkeit an. Orange stimuliert außerdem die Schilddrüse, also Vorsicht bei Schilddrüsenüberfunktion. Es dämpft die Nebenschilddrüse, verbessert die Atemfrequenz, lockert Verkrampfungen und harmonisiert den Kalziumhaushalt. Die Pulsfrequenz erhöht sich. Die Milz wird angeregt, ebenso die Bauchspeicheldrüse. Dadurch werden die Nahrungsumsetzung und die Blutzirkulation verbessert.

Der Orangetyp ist gesellig, kooperativ, treu und lebensfroh.

Indikation: Orange ist einsetzbar zur Verbesserung der Energiesituation bei Asthma, Bronchitis und Erkältungen, als

Zusatztherapie bei Epilepsie, zur Verhinderung der Bildung von Gallensteinen, bei Kropf, Schilddrüsenüberfunktion, Schilddrüsenunterfunktion, Nierenerkrankungen, Menstruationsstörungen, Erschöpfungszuständen, Organsenkungen, Atmungsstörungen, Rheumatismus und Gelenksbeschwerden. Im Fall von Krebs nimmt es positiven Einfluß auf Schmerzen und Verzweiflung.

Kontraindikation: Schilddrüsenüberfunktion, erhöhte Herzfrequenz.

Rot

Rot symbolisiert Gefahr, Liebe, Lebhaftigkeit und Aktivität. In China, Japan und Indien wird die Farbe mit dem Staat assoziiert. Rot wird in Verbindung gebracht mit Hautfarbe, Moralität und ihrem Mangel, mit Haß, Grausamkeit, Revolution, Angst, Störung und Spannung. Der Blutdruck erhöht sich unter rot, die Durchblutung wird verbessert, die Fließeigenschaft des Blutes wird positiv beeinflußt, die Atemfrequenz steigt. Rot stimuliert die Sinnesfunktionen wie Schmecken, Hören, Sehen, Fühlen und Riechen. Es mobilisiert das vegetative Nervensystem über den Sympathikus und die linke Gehirnhälfte und damit die Fähigkeit, analytisch, symptombezogen und auf Einzelfaktoren achtend zu beurteilen. Die Kommunikation und Konzentration wird gefördert, was Aktivität freisetzt. Rot sorgt für die Bildung von Blutfarbstoff und damit für die Fähigkeit, Sauerstoff im Körper besser umzusetzen. Mit der Leberfunktion wird Leistungsfähigkeit, Entgiftung und Stoffwechselaktivität gefördert. Rot stärkt die Muskulatur und verbessert die Motorik. Mit dem gesteigerten Informationsaustausch nimmt die Wärmebildung zu, und das Frieren läßt nach. Rot löst Salze, verbessert die Fließeigenschaft des Blutes, sorgt für eine bessere Ionisation und damit für ein besseres inneres Gleichgewicht.

Indikation: Rot kann durch Verbesserung der Energiesituation bei folgenden Krankheiten als Hilfsmittel eingesetzt werden: Anämie, Asthma, Bluterkrankungen, Bronchitis, Verstopfungen, Hormonstörungen, Müdigkeit, Lähmungszuständen, nachlassenden Leistungsfähigkeit und Schwäche des Atmungssystems.

Kontraindikation: Es darf nicht eingesetzt werden bei Übererregbarkeit, Fieber, Entzündungen, Bluthochdruck, Geisteserkrankungen, Nervenentzündungen, akuten hitzebetonten Schmerz- und Krankheitszuständen. Vorsicht ist auch bei Patienten mit roten Haaren geboten.

Grün

Für den Moslem ist die Farbe Grün heilig und steht für Unsterblichkeit, für den Iren symbolisiert sie Glück und für den Buddhisten das ewige Leben. Grün steht für Leben, Frühling, Ruhe, Wärme, Freundschaft, Hoffnung und Wachstum. Grün gibt Muskelkraft, stärkt die Knochen und Sehnen. Es steht als Farbe zwischen Säure und Base. Grün kühlt, beruhigt und entspannt, senkt den Blutdruck, bremst die Schaffenskraft des sympathischen Nervensystems, erweitert die Kapillargefäße, gibt Wärmegefühl, regt die Hypophyse und damit das Zentrum des Hormonsystems an und hat aphrodisierende Qualitäten. Grün mag keine Bakterien, Viren und Parasiten und vertreibt sie. Grün ist gut für Allergiker, da es Histamin, den Stoff, der das Jucken verursacht, neutralisiert. Es aktiviert die Abwehrzellen des Blutes.

Der Grüntyp gehört zur Familie, ist häuslich und treu, hat jedoch nicht viel Freude am Sex. Er ist frei, sucht nach Ansehen und wahrt seine Moral.

Indikation: Grün ist angezeigt als energetisch regulierende Zusatztherapie bei Asthma, Rückenschmerzen, Koliken, Erschöpfung, Heufieber, Herzproblemen, Hämorrhoiden,

Schlaflosigkeit, Unruhezuständen, Halsschmerzen, Erkrankungen des Nervensystems verschiedener Art, Neuralgien, Überaktivität, langsam heilenden Wunden und bei mangelndem Geschlechtstrieb.

Kontraindikation: Nicht bekannt.

Purpur

Purpur steht für Würde und hat einen Bezug zum Geistigen und zu mystischem Wissen. Es symbolisiert Menschlichkeit, Weisheit und Bußfertigkeit.

Der Purpurtyp neigt zur Eitelkeit, ist witzig, aber auch gutmütig.

Indikation: Purpur hilft bei Müdigkeit, mangelnder Leistungsfähigkeit und Durchblutungsstörungen.

Kontraindikation: Nicht bekannt.

Violett

Violett regt Milz und Gehirn an, stärkt den Knochenbau, dämpft die Überreaktion des Abwehrsystems, stärkt den Herzmuskel und verbessert die Muskelleistung. Violett beruhigt den Appetit, verbessert die Leistungsfähigkeit und reguliert den Kalzium- und Natriumhaushalt.

Indikation: Violett sorgt für eine Verbesserung der Energiesituation und ist somit als Zusatzbehandlung bei folgenden Krankheiten zu empfehlen: Neigung zu Steinbildung in Blase und Galle, Knochen- und Gelenkbeschwerden, Folgen von Gehirnhautentzündung, Krampfbildung, Nierenerkrankungen, Verwirrtheitszuständen, Nervosität, Neuralgien, Rheumatismus, Kopfhautbeschwerden, Ischialgien, Hauterkrankungen und bei Krebs.

Kontraindikation: Nicht bekannt.

Ultraviolett

Ultraviolett aktiviert das Blut und den Stoffwechsel, verbessert die Blutviskosität, mobilisiert das Abwehrsystem und harmonisiert das Hormonsystem. Die Abwehrkraft des Blutes wird gesteigert, und es erfolgt eine Verbesserung der Antikörperbildung, der Aktivität der Lymphozyten. Lunge, Herz und vegetatives Nervensystem werden durch Ultraviolett harmonisiert und gestärkt, ebenso das gesamte Hormonsystem.

Indikation: Angezeigt ist die Bestrahlung mit ultraviolettem Licht als Zusatzbehandlung bei Herzbeschwerden, Erkrankungen der Atemwege, zur Verbesserung der Wundheilung, bei Wundsein und Leistungsschwäche.

Kontraindikation: Gegenanzeigen bestehen bei Krebserkrankung, bei Überdosierung krebserregend im Bereich der Haut.

Indigo

Indigo wirkt kühlend und festigend, es aktiviert die Nebenschilddrüse und beeinflußt den Kalziumhaushalt. Die Farbe verbessert den Knochenstoffwechsel und beruhigt die Schilddrüse. Indigo reinigt das Blut im Sinne einer besseren Entgiftung, aktiviert die Freßzellen, stärkt und harmonisiert die Muskelspannung, wirkt schmerzlindernd, harmonisiert die Atemtätigkeit und senkt den Blutdruck.

Der Indigotyp ist aktiv, aber hypersensibel, kann klar sehen, hören und riechen. Seele, Geist und Gefühl werden harmonisiert.

Indikation: Indigo kann zum Einsatz kommen bei Asthma, Bronchitis, grauem Star, Aufstoßen, Taubheit, Orientierungsschwierigkeiten, Völlegefühl, Ohren- und Augenerkrankungen, Schilddrüsenüberfunktion, Verwirrtheitszuständen, Nasenerkrankungen, Nervosität, Fettleibigkeit,

Druckbeschwerden, zur Verbesserung der Konzentration und musischer Fähigkeiten.
Kontraindikation: Nicht bekannt.

Blau

Blau steht für Fröhlichkeit, Hoffnung, Wahrheit, Ehre und Offenheit, aber auch für verehrende Distanz gegenüber dem anderen und selbstschützende Distanz gegenüber sich selbst. Blau symbolisiert alles Himmlische, Ruhe und Frieden. Die Farbe stärkt den Stoffwechsel, baut Vitalität auf, regt das Wachstum an und schützt das Herz, indem ihm Ruhe signalisiert wird. Blau stärkt generell den Körper. Heilend wirkt Blau auf Entzündungen, deswegen bestrahlt man mit der Blaulampe. Blau harmonisiert, normalisiert den Blutdruck, indem sich die Gefäße rhythmisch verengen und weiten. Die Farbe bewirkt Beruhigung, tiefere Meditation und Streben nach spiritueller Weiterentwicklung. Blau ist introvertiert und sucht nach Bewußtsein, Aufrichtigkeit, Intuition und höheren geistigen Fähigkeiten. Schwitzen reduziert sich durch den Einfluß von Blau. Es kann Minderwertigkeitsgefühle, Flucht- und Kampfgebaren wecken. Blau mindert den Appetit.

Der Blautyp ist konservativ, introvertiert, sensibel gegenüber anderen und sich selbst. Enge Grenzen sind durch seine Leidenschaften und seine Begeisterung gezogen, er beherrscht sich, strebt nach Intelligenz und verachtet die Dummheit anderer.

Indikation: Blau kann angewendet werden bei Haarausfall, Oberbauchbeschwerden, Hautrötung, grauem und grünem Star, Koliken, Verstopfung, Durchfall, Verkrampfung, Augenentzündungen, Fieber, Kopfschmerzen, Herzklopfen, Hysterie, Schlaflosigkeit, Juckreiz, Rachenentzündung, Menstruationsbeschwerden, Blasen- und Nierenentzündungen, Rheuma, Schockfolgen, Ekzemen, Mandelentzündung, Entzündungen im Bereich der Mundhöhle und Übelkeit.

Kontraindikation: Nicht anwenden soll man Blau bei Erkältungen, Kropf, Bluthochdruck, Muskelschwäche, Lähmungserscheinungen, chronischem Rheumatismus und Angstzuständen.

Braun

Braun symbolisiert Demut und steht für Natur und Ernte. Es mindert Depressionen, aktiviert Serotonin, welches für die richtige Gefäßspannung sorgt, reguliert das Herz und die gesamte Muskulatur, wirkt auf Bronchien und Gebärmutter. Braun beseitigt Unruhe, regt die Prostaglandine E an, normalisiert Abwehrkraft und verbessert Körperfunktionen.

Der Brauntyp ist verläßlich und beständig, weiß aber geldliche Vorteile für sich zu sichern. Er ist förmlich und kann verschlossen sein.

Indikation: Braun unterstützt Entspannung, wirkt gegen Depressionen und Unruhe, normalisiert den Serotoninhaushalt, beugt gegen Migräne und Muskelverspannungen vor.

Kontraindikation: Nicht bekannt.

Grau

Die Römer zogen Grau allen anderen Farben vor. Es steht für Müdigkeit und Trauer, Bescheidenheit und Indifferenz.

Der Grautyp ist vorsichtig, friedlich und unauffällig.

Indikation: Grau unterstützt Entspannung, mindert Übererregbarkeit, normalisiert die Atmung und den Herzschlag.

Kontraindikation: Nicht bekannt.

Schwarz

Die Farbe verbindet sich mit der Vorstellung von Alter, Ruhe, Klagen und Versuchung. Ein Mensch mit Schwarzeigenschaften ist höflich, förmlich, konservativ, korrekt, gebildet, immer um Abstand und darum bemüht, andere zu übertreffen. Er ist kritisch und hat eine sachlich bezogene analytische, weltliche Einstellung. Schwarz weist hin auf synthetisches, ganzheitliches und überschauendes Denken, aber auch bei Überbetonng auf Blockaden, Empfinden von Hoffnungs- und Auswegslosigkeit.

Indikation: Dämpft sehr stark aktive Krankheitsprozesse im akuten Stadium und wirkt entspannend.

Kontraindikation: Sollte nicht angewendet werden bei Depressionen, Trauer und Hoffnungslosigkeit.

Edelsteine

Edelsteine bringen nicht nur das Herz und die Seele zum Schwingen, sie vermögen auch in der Funktion der Körperzelle und in deren Zusammenspiel untereinander ordnend zu regulieren. Die strahlende Kraft der Edelsteine wirkt auf vielen Ebenen. Der Urin nimmt die energetische Strahlung der Edelsteine auf und trägt sie zu den gestörten Zellen. Körpereigene Medien wie Urin sind ein idealer Informationsträger für die Heilimpulse der Edelsteine. Urin findet den richtigen Rezeptor im Körper, klinkt sich an der richtigen Stelle ein und gibt die Energie der Edelsteine an den Körper ab. So werden die gestörten Schwingungen eines erkrankten Organs harmonisiert.

Edelsteine wirken auch, wenn man sie z. B. an einem Band um den Hals, auf der Haut trägt. Die Volksheilkunde in vielen Ländern der Erde nutzt Edelsteine auf diese Weise. So sind Edelsteine nicht nur Schmuck, sondern auch Therapie. Da es sich bei der beschriebenen Anwendung jedoch um eine äußere handelt, ist sie natürlich schwächer als eine innere, wie sie über den Urin erfolgen kann.

Edelsteine haben wie Blütenessenzen, ätherische Öle und Farben elektromagnetische Schwingungen. In homöopathischen Dosen tragen sie eine beachtliche energetische Information in den Körper hinein. Mittels Kirlianphotographie können die energetischen Veränderungen, die durch Edelsteine, Blütenessenzen, ätherische Öle und Farben hervorgerufen werden, sichtbar gemacht werden. Sie können auch durch Elektro-Akupunkturmessungen und durch biochemische Veränderungen im Blut nachgewiesen werden.

Alle organischen und anorganischen Substanzen geben elektromagnetische Signale ab. Man hat bis zu 65 verschiedene Frequenzen im Edelstein gemessen. Dies trifft auch auf alle Heilmittel zu. Ob es sich bei diesen Heilmitteln um solche aus Chemikalien, Metallen, Pflanzen oder Tieren handelt, spielt keine Rolle. Mit bioelektronischen Geräten können die Frequenzen der einzelnen Stoffe und ihre Wirkung auf den Körper sichtbar gemacht werden. Auch Edelsteine lösen einen Impuls im Meßgerät aus, der mit den Körperfrequenzen verglichen werden kann. Jeder Edelstein kann bis zu 65 verschiedene Frequenzen aufweisen. Voraussetzungen für die Heilwirkung von Edelsteinen ist erstens eine genaue Diagnose und zweitens die Abstimmung ihrer Schwingungen auf jene des Körpers. Erforderlich ist der direkte Kontakt des Edelsteins mit dem Körper über die Haut oder aber die Einnahme ihrer elektromagnetischen Schwingungen über eine Trägersubstanz, in unserem Fall der Urin.

Da es sich bei allen Zusätzen, die ich in diesem Buch für die Urintherapie empfehle, um energetische Phänomene handelt, ist es an der Zeit, wenigstens kurz auf die Aura und die Energiezentren bzw. Chakras zu sprechen zu kommen. Jeder Mensch besitzt ein körpereigenes Energiefeld, welches man

Aura nennt. Es besteht aus verschiedenen Schichten, in denen sich der Einfluß von körperlicher, geistiger und seelischer Gesundheit bzw. deren Fehlen oder Beeinträchtigung abzeichnet. Die Chakras auf der anderen Seite sind Energiezentren auf der vorderen Mittellinie des Körpers zwischen Schädeldecke und Damm, die wie die Aura ebenfalls besonders gut auf Farben, Edelsteine, ätherische Öle und Blütenessenzen reagieren.

Bevor die Energie eines Edelsteins in den Körper geführt werden kann, muß dieser sie an den Urin abgeben. Hierzu legt man den Stein einige Zeit lang in den Urin und stellt beides möglichst in die Sonne. Nach diesem Vorgang spült man den Stein zunächst sorgfältig unter fließendem Wasser ab und sorgt dann dafür, daß er sich in der Sonne wieder aufladen kann. Wenn man selbst keine Edelsteine besitzt und sie sich auch nicht anschaffen will, dann besteht noch die Möglichkeit, auf Edelsteinelixiere zurückzugreifen und sie mit Urin zu vermischen.

Nachstehend erhalten Sie einige allgemeine Richtlinien zur Heilanwendung von Edelsteinen:

- Wer mit Edelsteinen und Edelsteinelixieren, mit Blütenauszügen, ätherischen Ölen oder Farben arbeiten will, der muß sich für sie öffnen, denn wer mental die Tür seines Hauses verschlossen hält, kann keine Gäste empfangen.

- Edelsteine wirken nicht strukturell, sondern energiemodellierend und insofern über die Bewußtseinsebene. In diesem Sinne sind sie als Zusatztherapie anzusehen.

- Wenn man den Urin, mit dem man sich behandelt, durch Edelsteine oder Edelsteinelixiere aufgeladen hat, dann sollte man keine anderen Edelsteine am Körper tragen.

- Eine gute Ernährung, wie sie in diesem Buch beschrieben wird, ist als Basis wünschenswert.

- Starke Heilsteine sind Diamant, Zirkon und Tigerauge.
- Chronische Krankheiten sollten vorsichtig behandelt werden, denn Nebenwirkungen sind nicht auszuschließen.
- Bei stark akuten Zuständen ist die Heilarbeit mit Edelsteinen nicht zu empfehlen.
- Zur Erzielung von Behandlungserfolgen ist ein langfristiger Einsatz erforderlich.

Achat

Abwehrsystem: abwehrsteigernd, entzündungshemmend.

Psyche: Wirkt gegen Lethargie und psychisch aufbauend.

Zentrales, peripheres Nervensystem: Wirkt helfend, harmonisierend gegen Epilepsie und Unruhezustände.

Hormonsystem: Reguliert Schilddrüsenfunktion, aktiviert generell Hormonsystem.

Herz/Kreislauf/Blut: Regt die Bildung der roten Blutkörperchen an.

Bindegewebe/Sehnen/Haut/Muskeln: Aktiviert das Bindegewebe, wirkt gegen Untergewicht.

Nieren/Blase/Genitalien: Regeneriert Prostata, wirkt gegen Potenzschwäche, unterstützt die Urinausscheidung.

Magen-/Darmsystem: Verbessert die Stoffwechselleistung, wirkt appetitanregend.

Gelenke/Knochen: Heilt Knochenverletzungen.

Augen: Wirkt gegen Weitsichtigkeit.

Rachen/Hals/Nase/Ohren/Lunge: Löst Verkrampfungen im Lungenbereich, wirkt gegen Heuschnupfen, Infektionsanfälligkeit, Polypen, Stirn- und Kieferhöhlenbelastungen.

Amethyst

Abwehrsystem: Verbessert Lebensenergie, Zellregeneration, zwischenmenschliche Kommunikation, Erinnerungsvermögen, fördert Wundheilung.

Psyche: Wirkt gegen Unruhe, Angstzustände, Suchtbelastungen.

Zentrales, peripheres Nervensystem: Reguliert vegetative Dystonie, Neuralgie, Hexenschuß, wirkt regenerierend, pflegt Nervenfunktion, unterstützt Schreib-, Lese- und Rechenfähigkeiten, wirkt gegen Kopfschmerzen, verbessert Hirndurchblutung, eignet sich zur Nachbehandlung bei Schlaganfall.

Hormonsystem: Wirkt auf Zirbeldrüse, aktiviert Hypophyse, wirkt gegen Hitze, Klimakteriumbeschwerden.

Herz/Kreislauf/Blut: Stärkt Blutbildung und Herz, pflegt Gefäße, aktiviert Lymphzirkulation, verbessert Sauerstoffversorgung.

Bindegewebe/Sehnen/Haut/Muskeln: Wirkt gegen Pilzbefall der Haut und Warzenbildung und stärkt das Bindegewebe.

Nieren/Blase/Genitalien: Regeneriert Prostata, wirkt positiv auf weiblichen Genitalbereich, reguliert Monatszyklus.

Magen-/Darmsystem: Beugt vor gegen Gallensteinbildung, fördert Abgang von Gallengrieß, hilft bei Abflußhinderung der Galle, entkrampft bei Gallenkoliken, verstärkt Darmfunktion, lindert Völlegefühl und Blähungen, hilft bei Darmentzündung und Nahrungsmittelallergie.

Gelenke/Knochen: Unterstützt Knochenheilung, wirkt auf Hüft- und Kniegelenke und gegen Osteoporose, Gelenkrheuma und generell bei Gelenkentzündungen.

Rachen/Hals/Nase/Ohren/Lunge: Wirkt gegen Infektionsanfälligkeit und Polypenbildung.

Aquamarin

Abwehrsystem: Wirkt gegen Altersbeschwerden, aktiviert Thymusdrüse, regt Heilvorgänge an, verstärkt Abwehrkräfte.

Psyche: Wirkt gegen Altersbeschwerden, Traurigkeit und Trauer.

Zentrales, peripheres Nervensystem: Wirkt gegen Gürtelrose, Altersbeschwerden, Sprachschwierigkeiten und vegetative Dystonie, reguliert Hypothalamus, Hirndurchblutung, limbisches System und Sprachzentrum, verbessert Lebensenergie.

Hormonsystem: Reguliert sexuelles Verlangen.

Herz/Kreislauf/Blut: Wirkt gegen Altersbeschwerden, Herzkranzgefäßleiden, Arteriosklerose, Krampfadern, Lymphdrüsenentzündung, stärkt Herzmuskel, reguliert Herzschlag, stärkt Herzklappen, eignet sich zur Nachbehandlung nach Herzinfarkt, verbessert die Durchblutung und das Lymphsystem, reguliert den Blutdruck.

Bindegewebe/Sehnen/Haut/Muskeln: Verbessert Zellerneuerung, stärkt Bindegewebe, wirkt gegen Hautekzeme, Sonnenbrand und Schuppenflechte.

Nieren/Blase/Genitalien: Hilft bei Entwässerung, Bettnässen und unfreiwilligem Urinabgang.

Magen-/Darmsystem: Wirkt gegen Obstipation und Schwäche des Afterschließmuskels, stärkt Milz.

Gelenke/Knochen: Wirkt gegen Knochenauswüchse und Altersbeschwerden, fördert Knochenregeneration, hilft bei Abnutzung der Bandscheiben und des Oberkiefergelenks, wirkt bei Hals- und Lendenwirbelsäulenbeschwerden.

Augen: Verbessert Sehvermögen, hilft bei Glaskörpertrübung.

Rachen/Hals/Nase/Ohren/Lunge: Hilft bei Zahnfleischentzündung, Lungenemphysem und Kehlkopfentzündung, wirkt positiv auf Lungenleiden.

Bergkristall

Abwehrsystem: Fördert Heilungsprozesse.

Psyche: Wirkt gegen Angstzustände, aktiviert Lebensenergie.

Zentrales, peripheres Nervensystem: Wirkt gegen vegetative

Dystonie, Suchtbelastungen, Neurastenie, Rückenmarker-krankungen, Neuralgien, Parkinson und Phantomschmerz, reguliert Gehirndurchblutung.

Hormonsystem: Wirkt gegen Potenzschwäche, aktiviert Hormonsystem von Mann und Frau und Hypophyse, reguliert sexuelles Verlangen.

Herz/Kreislauf/Blut: Regeneriert Arteriensystem, wirkt gegen Krampfadern.

Bindegewebe/Sehnen/Haut/Muskeln: Aktiviert Bindegewebe, wirkt gegen Hautekzeme, Allergien und Schuppenflechte.

Nieren/Blase/Genitalien: Verbessert Nierenfunktion, normalisiert Monatszyklus, wirkt gegen Entzündungen im weiblichen Genitalbereich, regeneriert Prostata.

Magen-/Darmsystem: Verbessert Gallenbildung und Abfluß der Gallenflüssigkeit.

Gelenke/Knochen: Wirkt gegen Rheuma, Arthritis, Wirbelsäulenbeschwerden, Bandscheibendegeneration, Verspannungen im Schulter-/Nackenbereich, Polyarthritis und Arthrosen.

Augen: Verbessert Sehfähigkeit.

Rachen/Hals/Nase/Ohren/Lunge: Verbessert Hörfähigkeit, wirkt gegen Ohrensausen, Stirn- und Kieferhöhlenentzündung und Heiserkeit.

Bernstein

Abwehrsystem: Heilt Abwehrschwäche, verbessert Lebensenergie und Heilvorgänge.

Psyche: Fördert Selbstbewußtsein und Kreativität, wirkt gegen Unruhe und Angstzustände.

Zentrales, peripheres Nervensystem: Wirkt gegen Hexenschuß, Epilepsie und Parkinson, reguliert Hypophyse, Hypothalamus, Hirnstamm und vegetatives Nervensystem, regt Sprachzentrum und limbisches System an.

Hormonsystem: Wirkt gegen Hitzewellen, Regelschmerzen und Klimakteriumbeschwerden, reguliert Sexualtrieb der Frau, harmonisiert Hormondrüsen.

Herz/Kreislauf/Blut: Aktiviert Knochenmark und hilft bei zu niedrigem Blutdruck, mangelnder Sauerstoffversorgung, Krampfadern und der Neigung zu Venenentzündungen, pflegt Adern.

Bindegewebe/Sehnen/Haut/Muskeln: Wirkt gegen Warzen, Pilzbelastung, Allergien und Schuppenflechte, stärkt Muskulatur und Sehnen.

Nieren/Blase/Genitalien: Stärkt Nieren und wirkt bei Gebärmuttersenkung.

Magen-/Darmsystem: Wirkt bei Schließmuskelschwäche sowie Darmentzündung, Nahrungsmittelallergie, Magersucht und Diabetes.

Gelenke/Knochen: Wirkt gegen Knochenwucherungen, Knochenabnutzungen, Arthrosen, Arthritis, Rheuma, Lendenwirbelsäulen-, Bandscheiben- und Schulterbeschwerden.

Augen: Verbessert Sehfähigkeit.

Rachen/Hals/Nase/Ohren/Lunge: Wirkt gegen Asthma, Infektionsanfälligkeit, Polypenbildung, Kieferhöhlenentzündungen.

Chrysopras

Abwehrsystem: Aktiviert Thymusdrüse.

Zentrales, peripheres Nervensystem: Wirkt gegen Nervenentzündungen, Epilepsie, Ängste und Schwindel, verbessert Konzentration, unterstützt Hypophyse.

Hormonsystem: Hilft bei Regelbeschwerden.

Herz/Kreislauf/Blut: Wirkt gegen Krampfadern und Ödeme.

Bindegewebe/Sehnen/Haut/Muskeln: Wirkt gegen Warzenekzeme, Hautallergien und Bindegewebsschwäche.

Nieren/Blase/Genitalien: Wirkt harntreibend.

Magen-/Darmsystem: Hilft bei Magenschwäche, Blähungen, Leberstörungen und Lebensmittelallergien.

Gelenke/Knochen: Wirkt bei Rheuma, Gicht, Arthritis, Arthrose, Ischialgien und Schulter-/Armbeschwerden.

Augen: Wirkt gegen grauen und grünen Star, mildert Sehstörungen.

Rachen/Hals/Nase/Ohren/Lunge: Wirkt gegen Infektionsanfälligkeit.

Diamant

Abwehrsystem: Wirkt bei Schwäche der Thymusdrüse und der Hypophyse, stärkt Abwehrsystem.

Psyche: Hilft bei Suchtbelastung, psychischen Störungen, Streß, Schlafstörungen, Angstzuständen und Veranlagung zu Trauer, verbessert Lebensenergie, stärkt Willen, Zeitempfinden, Denkfähigkeit, Verantwortungsgefühl, Nächstenliebe und Erinnerungsvermögen.

Zentrales, peripheres Nervensystem: Wirkt bei Phantomschmerzen, Trigenimusneuralgie, Nervenentzündungen, Kopfschmerzen und Parkinson, stärkt Hypothalamus, Hirnstamm, limbisches System und Sehzentrum, aktiviert Kleinhirn, verbessert Nervenaufbau und vegetatives Nervensystem, reguliert Sexual-, Seh- und Hörzentrum.

Hormonsystem: Wirkt bei gestörtem Sexualzentrum, auf das männliche Hormonsystem, Hypophyse, Schilddrüse und bei Klimakteriumbeschwerden.

Herz/Kreislauf/Blut: Aktiviert Knochenmark und verbessert Kreislauf, Herzmuskel, Lymphzirkulation, Arterien und Venen, pflegt Adern, wirkt bei Ödemen und Anämie.

Bindegewebe/Sehnen/Haut/Muskeln: Wirkt bei Hautekzem, Hautpilzen, Haarwuchs- und Sehnenschwäche, ist schweißtreibend.

Nieren/Blase/Genitalien: Wirkt gegen Ödeme, bei Prostatabelastung, Nierensteinen und gegen Bettnässen, neutralisiert Harnsäure, entwässert.

Magen-/Darmsystem: Verbessert Darmfunktion, wirkt gegen Blähungen, Völlegefühl, Entzündungen im Darmbereich, Obstipation, Überaktivität von Magen, Bauchspeicheldrüse und Galle, gegen zu hohe Blutfettwerte, zu hohen Cholesterinspiegel und Hämorrhoiden.

Gelenke/Knochen: Generell gute Wirkung auf das Knochensystem, regeneriert Wirbelsäule, Bandscheiben, wirkt gegen Rheuma, Gicht, Ischialgien, stärkt Schulter-, Knie- und Hüftgelenke und Meniskus, aktiviert Knochenzellen.

Augen: Verbessert Sehkraft und Netzhaut, wirkt gegen grauen Star.

Rachen/Hals/Nase/Ohren/Lunge: Wirkt bei Bronchienbelastung, gegen Asthma, Infektionsanfälligkeit, Störungen im Hörbereich, Tinnitus, Ohrensausen, Bronchitis, Entzündungen im Kiefer-/Stirnhöhlenbereich und gegen Zahnfleischentzündung.

Granat

Psyche: Wirkt gegen Suchtgefahr.

Zentrales, peripheres Nervensystem: Stärkt limbisches System und Sehzentrum.

Hormonsystem: Hilft bei Potenzschwäche und Frigidität.

Herz/Kreislauf/Blut: Wirkt bei Blutarmut, Durchblutungsstörungen, offenen Beinen, Venenentzündung und Krampfadern.

Bindegewebe/Sehnen/Haut/Muskeln: Ist hilfreich bei Veranlagung zu Pilzinfektionen.

Nieren/Blase/Genitalien: Lindert Nierenleiden.

Magen-/Darmsystem: Hilft bei Magen- und Stoffwechselschwäche.

Gelenke/Knochen: Wirkt günstig auf Schultergelenke.

Rachen/Hals/Nase/Ohren/Lunge: Hilft bei Lungenvibrose, Stirn-/Kieferhöhlenbelastungen.

Hämatith

Abwehrsystem: Stärkt Heilkraft und Selbstbewußtsein.

Psyche: Hilft bei Mangel an Lebensmut.

Zentrales, peripheres Nervensystem: Wirkt gegen Trigenimusneuralgie.

Hormonsystem: Wirkt bei Diabetes, Potenzschwäche und Zirbeldrüsenschwäche, aktiviert limbisches System.

Herz/Kreislauf/Blut: Hilft bei Durchblutungsstörungen, Sauerstoffmangel, Blutarmut, Arteriosklerose und Herzmuskelschwäche.

Nieren/Blase/Genitalien: Hilft bei Menstruationsbeschwerden und Prostataveränderungen.

Magen-/Darmsystem: Aktiviert Stoffwechsel.

Gelenke/Knochen: Aktiviert Knochenmark.

Augen: Stärkt Sehzentrum.

Rachen/Hals/Nase/Ohren/Lunge: Wirkt bei Heuschnupfen und Bronchitis, unterstützt bei Beseitigung von Polypen.

Jade

Psyche: Wirkt gegen Depressionen, Beklemmungen und Epilepsie.

Zentrales, peripheres Nervensystem: Reguliert limbisches System, Zirbeldrüse, Thymusdrüse, hilft bei Trigenimusneuralgie, Gesichtsnervenlähmung, Neuralgien und Kopfschmerzen.

Hormonsystem: Wirkt gegen Diabetes, reguliert Sexualkraft.

Herz/Kreislauf/Blut: Hilft gegen Arteriosklerose, Bluthochdruck und Herzmuskelschwäche.

Bindegewebe/Sehnen/Haut/Muskeln: Reguliert Hautstoffwechsel, verbessert Haarwuchs.

Nieren/Blase/Genitalien: Verbessert Nierenfunktion, reguliert Monatszyklus, hilft bei Gebärmuttersenkung, wirkt entwässernd.

Magen-/Darmsystem: Neutralisiert zuviel Magensäure, wirkt gegen Magengeschwüre, Dickdarmentzündung, Appetitlosigkeit und Magersucht, reguliert Gallenblase und Leberfunktion, stärkt Milz.

Gelenke/Knochen: Verbessert Knochensubstanz, stärkt Halswirbelsäule, wirkt gegen Polyarthritis.

Rachen/Hals/Nase/Ohren/Lunge: Wirkt gegen Polypen und Infektionsanfälligkeit.

Jaspis

Psyche: Wirkt gegen Schlafstörungen.

Zentrales, peripheres Nervensystem: Regt den Vagus an, hilft bei Epilepsie.

Hormonsystem: Hilft bei Potenzschwäche.

Herz/Kreislauf/Blut: Wirkt bei Herzmuskelschwäche, Herzkranzgefäßstörungen, Herzkranzgefäßverengung und Blutarmut, unterstützt die Nachbehandlung von Herzinfarkt.

Bindegewebe/Sehnen/Haut/Muskeln: Hilft bei Allergien, Ekzemen und Schuppenflechte, wirkt schweißtreibend.

Nieren/Blase/Genitalien: Wirkt entwässernd und hilft bei Entzündungen im Bereich der Nieren.

Magen-/Darmsystem: Hilft gegen Blähungen und Nahrungsmittelallergien.

Gelenke/Knochen: Wirkt gegen Ischialgien, Rheuma, Gicht und Wucherungen am Knochen, lindert Bandscheibenvorfall und unterstützt die Heilung von Knochenbrüchen.

Rachen/Hals/Nase/Ohren/Lunge: Hilft bei konstitutionell bedingter Lungenschwäche, Infektionsanfälligkeit, Stirn- und Kieferhöhlenentzündungen, Bronchitis, Asthma und Heuschnupfen.

Karneol

Abwehrsystem: Hilft gegen Abwehrschwäche.

Psyche: Wirkt bei Angst, Unruhezuständen, aktiviert Nächstenliebe, entwickelt Heilmagnetismus und stärkt Lebensenergie und limbisches System.

Zentrales, peripheres Nervensystem: Aktiviert Sprachzentrum, verbessert Konzentration und Temperaturempfinden, hilft bei Epilepsie.

Hormonsystem: Aktiviert Sexualzentrum und Nebennieren, hilft bei Potenzstörungen.

Herz/Kreislauf/Blut: Hilft der Herzmuskulatur, bei Herzkranzgefäßverengung, unterstützt Behandlung nach Herzinfarkt, fördert Durchblutung und Sauerstoffversorgung.

Bindegewebe/Sehnen/Haut/Muskeln: Reguliert die Haarfarbe, wirkt gegen Ekzeme und Allergien, unterstützt Haarwachstum und Schweißbildung.

Nieren/Blase/Genitalien: Wirkt gegen Nierensteine, Entzündungen im Nierenbereich, fördert Flüssigkeitsausleitung.

Magen-/Darmsystem: Hilft der Leber, wirkt gegen Völlegefühl, Blähungen, Dickdarmentzündung und Nahrungsmittelallergien, reguliert Darmperistaltik.

Gelenke/Knochen: Stärkt Wirbelsäule, wirkt gegen Ischialgien, Rheuma, Gicht und Schleimbeutelentzündungen.

Augen: Verbessert Sehfähigkeit.

Rachen/Hals/Nase/Ohren/Lunge: Wirkt gegen Asthma, chronische Bronchitis, Stirn- und Kieferhöhlenentzündung und Heuschnupfen, unterstützt Atemfunktion, erhöht Sauerstoffaufnahme und vermindert Infektionsanfälligkeit.

Lapislazuli

Abwehrsystem: Stärkt Lymphe, Thymus und Milz.

Psyche: Reinigt Seele, wirkt gegen Minderwertigkeitsgefühle, stärkt das Männliche und hilft introvertierten Menschen.

Herz/Kreislauf/Blut: Verbessert Sauerstoffversorgung.

Magen-/Darmsystem: Verbessert Nährstoffaufnahme.

Rachen/Hals/Nase/Ohren/Lunge: Wirkt generell bei Erkrankungen der Atemwege.

Malachat

Abwehrsystem: Leitet allgemein Giftstoffe aus, wirkt gegen radioaktive Strahlung und Erdstrahlen.

Psyche: Wirkt gegen Legasthenie, Autismus und Koordinationsstörungen.

Zentrales, peripheres Nervensystem: reguliert die Hirnfunktionen.

Augen: Stärkt die Sehkraft.

Rosenquarz

Abwehrsystem: Verbessert Abwehrfunktion und Thymusdrüse.

Psyche: Wirkt gegen Angstzustände, verbessert Kommunikation und Selbstvertrauen.

Zentrales, peripheres Nervensystem: Wirkt gegen Neuralgien, Parkinson und Epilepsie, verbessert Nervenfunktion und sprachliche Fähigkeiten, reguliert limbisches System.

Hormonsystem: Hilft bei Frigidität und Potenzstörungen.

Herz/Kreislauf/Blut: Wirkt bei Durchblutungsstörungen und Venenentzündungen.

Bindegewebe/Sehnen/Haut/Muskeln: Stärkt Sehnen, verhindert Warzenbildung, wirkt gegen Fußpilz und Schwitzen.

Nieren/Blase/Genitalien: Hilft bei Ödemen.

Magen-/Darmsystem: Hilft bei Völlegefühl und Blähungen.

Gelenke/Knochen: Stärkt Wirbelsäule, hilft bei Beschwerden der Schultergelenke und Lendenwirbelsäule, wirkt bei Neigung zu Ischialgien, Rheuma und Kniearthrose.

Augen: Wirkt gegen grauen Star.

Rachen/Hals/Nase/Ohren/Lunge: Verbessert Speicheldrüsen-
überfunktion, wirkt gegen Asthma und Bronchienerkran-
kungen.

Rubin
Abwehrsystem: Regt Thymusdrüse an.
Psyche: Wirkt gegen Angstzustände, Depressionen und Wet-
terfühligkeit.
Zentrales, peripheres Nervensystem: Verbessert Nervenfunk-
tion und Gehirndurchblutung.
Hormonsystem: Verbessert Nebennierenfunktion.
Herz/Kreislauf/Blut: Wirkt bei Krampfadern, Blutarmut, nied-
rigem Blutdruck und Venenentzündung, verbessert Kapil-
laraktivität, Reizleitungssystem des Herzens und Lymph-
system, stärkt Herzmuskel.
Bindegewebe/Sehnen/Haut/Muskeln: Wirkt gegen Ekzeme,
Warzen und Hautallergien, schweißfördernd.
Nieren/Blase/Genitalien: Leitet Ödeme und Nierensteine aus,
wirkt gegen Eileiter- und Eierstockentzündungen.
Magen-/Darmsystem: Verbessert Darmfunktion, lindert Dick-
darmentzündung, reguliert Leber und Blähungen.
Gelenke/Knochen: Wirkt bei Störungen in der Wirbelsäule,
Beschwerden im Schulter-/Armbereich, Störungen der
Bandscheiben, Rheuma und Arthrose.
Augen: Verbessert Sehfähigkeit, regt Sehzentrum an, stärkt
Netzhaut und wirkt gegen grünen Star.
Rachen/Hals/Nase/Ohren/Lunge: Wirkt gegen Ohrensausen
und Bronchitis, stärkt Ohrspeicheldrüsen und verbessert
Hörfähigkeit.

Tigerauge
Psyche: Hilft bei Angstzuständen, Depressionen und Suchtgefährdung, verbessert Schlafbereitschaft.

Zentrales, peripheres Nervensystem: Regt Sprachzentrum an, wirkt gegen Epilepsie.

Hormonsystem: Reguliert Sexualzentrum, wirkt gut auf Hoden und Nebennieren.

Herz/Kreislauf/Blut: Verbessert die Kreislaufwirkung, wirkt gegen offene Beine, Durchblutungsstörungen, verbessert Sauerstoffversorgung und Lymphzirkulation.

Bindegewebe/Sehnen/Haut/Muskeln: Guter Einfluß auf Zellerneuerung, verbessert Haarwuchs.

Nieren/Blase/Genitalien: Wirkt harntreibend.

Magen-/Darmsystem: Wirkt gegen Appetitlosigkeit und Magersucht, verbessert Stoffwechsel, Darmfunktion und Gallenfluß, stärkt Schließmuskel.

Gelenke/Knochen: Wirkt positiv auf Wirbelsäule, hilft bei Ischialgien.

Rachen/Hals/Nase/Ohren/Lunge: Stärkt Mundspeicheldrüse, wirkt gegen Bronchitis.

Turmalin

Psyche: Verbessert Lebenswillen, wirkt gegen Schlafstörungen und Angstzustände.

Zentrales, peripheres Nervensystem: Wirkt gegen Neuralgien, Phantomschmerz, Epilepsie, Parkinson, Wetterfühligkeit, regt Hypophyse an, gleicht vegetatives Nervensystem aus.

Herz/Kreislauf/Blut: Verbessert Durchblutung, wirkt bei Anämie und Störung der weißen Blutkörperchen.

Bindegewebe/Sehnen/Haut/Muskeln: Verstärkt Hornhautbildung, verbessert Haarwuchs, wirkt gegen trockene Haut und Fußpilz.

Nieren/Blase/Genitalien: Wirkt gegen Eierstockentzündung, Ödeme und Klimakteriumbeschwerden, harntreibend.

Magen-/Darmsystem: Reguliert Leber, Magen und Blutfettbildung, wirkt gegen Dickdarmentzündung.

Gelenke/Knochen: Wirkt gegen Arthritis, Verschleißerscheinungen im Bereich der Wirbelsäule und Arthrose, stärkt Knochenmark, verbessert Knorpelbildung.

Augen: Hilft bei grauem Star.

Rachen/Hals/Nase/Ohren/Lunge: Wirkt allgemein gegen chronische Entzündungen und Mandelentzündungen.

Türkis

Abwehrsystem: Stärkt Thymusdrüse, Zirbeldrüse, Hypophyse und Thalamus, reguliert vegetatives Nervensystem, verbessert Heilungsprozesse.

Psyche: Verbessert Lebenseinstellung, wirkt gegen Angstzustände, Schlafstörungen und Suchtempfinden, baut Streß ab, stärkt Nächstenliebe, Selbstvertrauen und Willen.

Zentrales, peripheres Nervensystem: Wirkt gegen Phantomschmerz, Nervenschmerzen, Gürtelrose, vegetative Dystonie, Trigenimusneuralgie, Störungen der Schmerzzustände im Bereich von Reflexzonen und gegen Störungen des Temperaturempfindens, reguliert Kleinhirn, verbessert Leistung des Sprachzentrums und Konzentrationsfähigkeit.

Hormonsystem: Wirkt gegen Potenzschwäche, reguliert Sexualtrieb und allgemein Hormonhaushalt von Mann und Frau.

Herz/Kreislauf/Blut: Wirkt bei Störungen im Bereich des Lymphsystems, niedrigem Blutdruck, Blutarmut, Störungen der Arterien und Herzkranzgefäße, nervös bedingter Angina pectoris, Durchblutungsstörungen und Hämorrhoiden, verbessert Kreislaufleistung und Lymphzirkulation, stärkt Herzreizleitungssystem.

Bindegewebe/Sehnen/Haut/Muskeln: Wirksam bei Sehnenschwäche, trockener Haut, Warzenbildung, Kontaktallergien, Hautekzemen und Haarwuchsstörung.

Nieren/Blase/Genitalien: Hilft bei Klimakteriumbeschwer-

den, Störungen im weiblichen Genitalbereich, Prostata-
entzündung und übermäßiger Harnsäurebildung, verbessert Ausleitung.

Magen-/Darmsystem: Wirkt bei Darmentzündung, Hämorrhoiden, Störungen bei der Bildung von Magen-/Darm-
enzymen, Blähungen und Völlegefühl.

Gelenke/Knochen: Hilft bei Beschwerden im Halswirbelsäu-
lenbereich, Abnutzungserscheinungen der Wirbelsäule,
Hüftgelenksarthrose, Rheuma, Gicht, Ischialgien und
Schulter-/Armbeschwerden, verbessert Knochenheilung
nach Brüchen.

Augen: Wirkt bei Sehnervreizung, mangelnder Tränenflüssigkeit, Veränderung der Hornhaut, grünem und grauem
Star und Netzhautstörungen.

Rachen/Hals/Nase/Ohren/Lunge: Wirkt bei Kiefer- und Stirn-
höhlenbelastung, Infektionsanfälligkeit, Kieferentzündung,
Zahnschmerzen, Entzündungsneigung der Atemwege, Allergiebelastung, Bronchitis und Asthma.

Zirkon

Abwehrsystem: Stärkt Thymusdrüse.

Psyche: Wirkt gegen Schlafstörungen, Suchtgefahr und
Angstneurosen.

Zentrales, peripheres Nervensystem: Wirkt bei Neurasthenie,
multipler Sklerose, Epilepsie, Phantomschmerz und Gürtelrose, reguliert Zirbeldrüse, Hypothalamus, vegetatives
Nervensystem und Sprachzentrum, verbessert Konzentration und Streßabwehr.

Hormonsystem: Hilft bei Potenzstörung, reguliert Nebennierenfunktion, Hormonhaushalt der Frau und Sexualzentrum des Mannes.

Herz/Kreislauf/Blut: Reguliert Herzkranzgefäße, wirkt bei
Blutarmut, Störung der weißen Blutkörperchen, Arterio-

sklerose, Krampfadern, Venenentzündungen und zu hohem Blutdruck, verbessert Kreislauffunktion und Leistung des Herzmuskels.

Bindegewebe/Sehnen/Haut/Muskeln: Stärkt Bindegewebe, reguliert Narbenverhärtung, wirkt gegen Allergien und Ekzeme, verbessert Haarwuchs.

Nieren/Blase/Genitalien: Wirkt bei Neigung zu Nierensteinen und Entzündungen im Bereich der Eierstöcke, harntreibend.

Magen-/Darmsystem: Hilft bei Appetitlosigkeit, Dünn- und Dickdarmentzündung, Polypen im Darm und Fettsucht, reguliert Leber und Magenschließmuskel.

Gelenke/Knochen: Wirkt allgemein gut auf Knochengerüst und Gelenke, stabilisiert Wirbelsäule, wirkt gegen Arthrose, Arthritis, Hüftgelenkentzündung und -degeneration, reguliert Rückenmark.

Augen: Hilft bei Veränderungen im Bereich der Hornhaut und Netzhaut, wirkt gegen grauen Star.

Rachen/Hals/Nase/Ohren/Lunge: Wirkt allgemein bei Entzündungsneigung, gegen Kiefer- und Stirnhöhlenentzündung, Entzündung im Ober-/Unterkiefer und Mandelentzündung.

Planetenessenzen

Die Planetenessenzen haben eine tiefgreifende Wirkung, die bis ins Archaische, in das generationsübergreifende kosmische Erbgut, hineinreicht. Sie öffnen die energetische Schwingung weit in unsere Geschichte und bis zum planetarischen Archetyp. Planetenessenzen sind einer Urquelle vergleichbar.

Grundsätzlich werden die Essenzen dem Urin beigegeben, ob zum Trinken oder zum Einreiben. Doch kann Einnahme und Einreibung auch unabhängig von der Urintherapie im Sinne einer Zusatzbehandlung erfolgen. Dabei sollte das Mischen zu vieler Essenzen vermieden werden. Bei längerem Gebrauch werden die Essenzen Ihre Sensibilität stärken und Ihr Bewußtsein heben.

Sonne: Die Sonne symbolisiert das männliche Prinzip, auch wenn sie in der deutschen Sprache weiblichen Geschlechts ist. Sie bringt schöpferisches, strebendes Licht und damit geistige Klarheit. Dieser Planet ist ein Symbol des glänzenden, lichtbringenden Gottes und führt den Menschen zu Ihm. Sonne bringt Aktivität und durchwärmt.

Merkur: Merkur fördert das Interesse für alle Dinge der Schöpfung und öffnet den Menschen für sein soziales Umfeld. Er schärft den Blick für das Streben und das Erkennen des Selbst im Vergleich zur kosmischen Botschaft.

Venus: Venus ist das eigentliche weibliche Prinzip. In Luna atmet das weibliche Prinzip, doch in der Venus hat es seinen Ursprung. Dieser Planet prägt das Weibliche im Menschen grundlegend und reguliert das Männliche, damit das Weibliche seinen Platz findet.

Luna: Luna, der Mond, weckt das Weibliche im Menschen. Der Mond fördert Annahme, Demut und Bescheidenheit. Er ist auch zuständig für das Künstlerische und Intuitive, normalisiert das Männliche durch das Weibliche und umgekehrt. Der Mond stärkt im Urin das Unterlegene und dämpft das übermächtige Geschlechterprinzip. So entsteht gesunder Biorhythmus.

Mars: Er ist das Symbol der Kraft und der Lebensenergie. Doch hilft der Mars, Macht nicht zum Herrschen, sondern segnend und ausgleichend einzusetzen und über diesen

Weg auch die eigene Lebensenergie zu stärken. Dieser Planet stärkt den Willen, aber auch das Vermögen, im richtigen Augenblick loszulassen.

Jupiter: Macht ist zugleich destruktiv und konstruktiv. Besitztümer wirken aufbauend und zerstörend. Jupiter neutralisiert destruktive Machtschwingungen im Menschen und öffnet ihn für den konstruktiven Aspekt. Er hilft, ein gesundes Gefühl für Besitztum, insbesondere für Geld und Kostbarkeiten, zu entwickeln, so daß sie nicht mehr Meister über den Menschen und diese nicht mehr ihre Sklaven sind. Jupiter lehrt die Macht, Freude zu schenken und damit den Rückfluß zu stärken.

Saturn: Der Saturn weckt in uns das Verständnis des Karmas. Er macht uns die Aufgaben aus dem Karma klar. Wir erkennen, daß nur Liebe die Botschaft des Karmas sein kann, um Zeit und Raum bewußt leben zu können. Karma ist die von uns zu lebende und abzutragende Konsequenz aus allen Schulden und Taten eines oder mehrerer vorheriger Leben.

Uranus: Uranus öffnet im Menschen den Quell, um mit dem Rhythmus des Ursprungs zu kommunizieren und daran zu wachsen. Es ist der Quell zum Urvater und zur Urmutter.

Neptun: Neptun macht den Menschen geschmeidig, offen und kreativ und hilft ihm so, Rhythmus und lebendiges, harmonisches Vibrieren miteinander zu gestalten.

Pluto: Pluto lehrt die Sprache des Unterbewußten. Er sensibilisiert das Gefühl für die Sprache und die Öffnung des Unbewußten. So ist es möglich, den Tod als Tor zu neuem Leben und das Leben als Gnade aus der Schöpfung zu erkennen und mit beidem im harmonischen Einklang zu leben.

Delf: Dies ist die Botschaft des Delphins, der dem Menschen vom Wesensprinzip her sehr nahe steht. Im Delphin atmet ein hochschwingendes, energetisches Bewußtsein in einer bewundernswerten kosmischen Harmonie. Daher ist Delf dazu in der Lage, die Chakras zu harmonisieren und zu reinigen; das Serum ist in diesem Sinne über das energetische Tor der Chakras ein allprägendes, allöffnendes, Liebe vermittelndes Elixier. Delf reinigt über die Chakrenenergie die Strukturen der Körperflüssigkeiten auf allen Ebenen und öffnet sie damit für die Informationen, die von außen in den Körper gelangen, die im Körper selbst entstehen und zwischen Organ und Gewebe, Säften und Nerven ausgetauscht werden.

Moxa-Therapie

Diese Therapieform stammt aus der traditionellen chinesischen Medizin und ist eine Wärmepunktur mit Hilfe einer glimmenden Moxazigarre an der Haut im Beschwerdebereich oder an Akupunkturpunkten. Sie hilft besonders bei der Behandlung von Knochen- oder Gelenkbeschwerden, bei Schmerzzuständen, Magen-Darm-Beschwerden, Kopfschmerzen etc. Man kann mit dieser Therapie die Funktion von Organen und ihre Leistungsfähigkeit verbessern. Sie ist insofern eine hervorragende Ergänzung zur Urintherapie. Auch erhöht sie die Nierenfunktion und damit die Vitalkapazität des Urins als Heilmittel. Hinweise zur leicht erlernbaren und anwendbaren Moxa-Therapie finden Sie in meinem Taschenbuch *Die Moxa-Therapie* (Goldmann).

Der Einfluß des Mondes

Die Berücksichtigung der Mondphasen ist eine interessante Möglichkeit, um die Urintherapie aus ganzheitlicher Sicht zu vervollständigen. Jeder Mensch unterliegt dem Einfluß der Mondphasen. Manch einer findet bei Vollmond keine Ruhe und keinen Schlaf, denn der Vollmond muß allgemein mit Aktivität assoziiert werden. Der Neumond wird dagegen mit Angst in Verbindung gebracht, mit Stagnation und Blockaden. Manche Menschen reagieren mehr, manche weniger auf die Phasen des Mondes. Bei Schwangeren kann der Mond manchmal sogar vorzeitige Wehen auslösen. Auch Gesundheit und Krankheit unterliegen dem Einfluß der Mondphasen. Dies legt den Schluß nahe, daß man gut daran tut, dies in der Urintherapie zu berücksichtigen.

Im folgenden geht es darum, wie Sie die unterschiedlichen Qualitäten der Mondphasen in die Behandlung einbeziehen und wie Sie die Urintherapie im Einklang mit ihnen gestalten können. Der abnehmender Mond, der im Neumond seinen Höhepunkt erreicht, sorgt vor allem für die Entgiftung des Körpers. Der zunehmende Mond, der im Vollmond seinen Höhepunkt erreicht, sorgt vor allem für die Energiestärkung des Körpers. Urintrinken bei abnehmendem Mond und Neumond sorgt folglich für Entgiftung und Ausleitung, während Urintrinken bei zunehmendem Mond und Vollmond also die Stärke im Patienten weckt und vorhandene Energie aktiviert. Auch die Sonne weckt Energie im Menschen, doch ist ihre Energie von einer anderen Qualität als jene des Mondes. Die Sonne hat durchblutungsfördernde, nervenstimulierende, das spezifische Nervensystem anregende und aktivitätssteigernde Eigenschaften. Der Mond ist verbunden mit der Beruhigung und dem Kühlen, sowohl von der Temperatur als

	abnehmender Mond/ Neumond	zunehmender Mond/ Vollmond
Mond-qualität	Entgiftung Yin-Qualität (Kältetyp) durchfeuchtet festigt Struktur schwächt bewegungsarm	Energie zuführend Yang-Qualität (Wärmetyp) trocknet aus löst Struktur baut auf bewegungsbetont
mögliche Erkran-kungen	Lymphsystem/Blut Nieren Atemwege/-organe Schleimhaut	schwache Blutbildung Leber Körperstruktur Gewebe/Bindegewebe
mögliche Therapie	Urin körperwarm trinken rhythmische Gymnastik Urinzusatz mit *anregen-den* Blütenauszügen, Far-ben, Edelsteinen, ätheri-schen Ölen	Urin vor dem Trinken 10 Min. abkühlen lassen Entspannungsübungen und Meditation Urinzusatz mit *beruhi-genden* Blütenauszügen, Farben, Edelsteinen, ätherischen Ölen

auch von der Reaktion her. Der in der Sonne gereifte Urin weckt und steuert Aktivität. Der in der Nacht bei Mondschein gereifte Urin leitet Wärme ab bzw. neutralisiert sie.

In der Wandelbarkeit des Mondes zeigt sich auch wieder die Polarität, die mit allem Heilen fest verbunden ist. Dem Voll-mond folgt der Neumond. Dem zunehmenden folgt der ab-nehmende Mond. Alle vier Phasen bilden ein Ganzes. Der abnehmende Mond hat eine ausleitende Wirkung und ist nach traditioneller chinesischer Betrachtungsweise yin. Yin bedeutet kühlend, beruhigend, weiblich und ausgleichend. Der zunehmende Mond hat eine energiestärkende Wirkung und ist nach traditioneller chinesischer Betrachtungsweise yang. Yang bedeutet erwärmend, aktivierend, männlich und aufbauend. Durch Neumond bzw. abnehmenden Mond in der Nachtkühle energetisch behandelter Urin polt um und ist zum Blumengießen geeignet. Vollmond oder zunehmender Mond beeinflußt den Urin nicht.

Die Tabelle links soll Ihnen einen Überblick über die typischen Qualitäten der beiden Mondphasen und ihrer Umkehrpunkte, über evtl. betroffene Organe und empfohlene urintherapeutische Reaktionen darauf geben.

Autofokus

Der Autofokus ist ein kleines Gerät vom Format etwa einer Zigarettenschachtel, das energetisch abstrahlt. Die Abstrahlung ist nicht elektrostatischer, sondern elektromagnetischer Art und einer sehr hohen Ordnungsqualität vergleichbar. Wenn das Gerät und seine Strahlung auf den Urin gerichtet werden, dann wirkt dies ordnend auf die krankheitsbedingten Dissonanzen. Man kann in der Regel davon ausgehen, daß im Urin eines jeden Menschen, auch des Gesunden, ständig Krankheitsinformationen enthalten sind, da in jedem Körper zu jeder Zeit immer irgendwelche Dissonanzen aufgrund von Streßfaktoren, Stoffwechselstörungen und Auf- und Abbauprozessen vorkommen. All das widerspiegelt sich im Urin. Trinkt man den unbehandelten Urin, dann werden diese Dissonanzen im Sinne eines Reizmittels wieder in den Körper zurückgeleitet und aktivieren die Selbstheilungskräfte. Löst man im Urin jedoch die Dissonanzen mittels Urinfokus auf und stärkt seine günstigen Eigenschaften, dann wird die Heilintensität des Urins noch verstärkt.

Wenn Sie bereits einen Urinfokus besitzen oder ihn ausleihen können, dann empfehle ich Ihnen das folgende Experiment. Füllen Sie zwei Tassen mit Tomatensuppe. Stellen Sie eine Tasse für zehn Minuten auf den Urinfokus. Probieren Sie die mit dem Urinfokus behandelte Tomatensuppe und danach die unbehandelte. Sie werden geschmacklich einen deutlichen Unterschied feststellen. Die behandelte Tomatensuppe schmeckt so, als sei sie aus frischen, ungekochten Tomaten zubereitet worden. Die unbehandelte hat einen durch den Kochprozeß veränderten Tomatengeschmack.

Die gleiche Geschmacksveränderung als Widerspiegelung der gesteigerten Urinqualität finden Sie bei Ihrem Frischurin. Wenn Sie ihn morgens zehn Minuten mit dem Urinfokus behandeln, dann schmeckt er anders als unbehandelter Urin. Der Heileffekt des bestrahlten Urins ist erheblich besser als der des unbehandelten.

Sie werden sich oft auch körperlich besser fühlen, wenn Sie Ihren Urin auf diese bequeme, fast kostenlose Art mit dem Urinfokus behandeln. Seine Wirkung kann man mittels Kirlianphotographie und durch Elektroakupunkturmessungen zweifelsfrei nachweisen. Darüber hinaus sprechen die Erfolge in meiner Praxis eine deutliche Sprache. Der Autofokus bleibt drei Jahre wirksam.

6 Patientenberichte

Die Berichte von Patienten über ihre Erfahrungen mit der Urintherapie sind interessant. Ich bin immer wieder sehr dankbar dafür, solche Schilderungen zu erhalten. Dabei empfinde ich es als großen Unterschied, ob ich Heilerfolge in meiner Praxis erlebe oder ob sie mir von Patienten berichtet werden, mit denen ich keinen Kontakt habe. Im täglichen Umgang mit den Patienten kann man als Heilpraktiker nicht immer persönliche Anteilnahme vermeiden, die dazu führt, daß leicht ein subjektives Bild vom Krankheitsgeschehen entsteht. Deshalb sind Patientenberichte für mich so außerordentlich wichtig. Ich bitte Sie, mir auch weiterhin Erfahrungsberichte zuzuschicken.

Patient, männlich, 59 Jahre; Befund: Extreme Wasseransammlungen in beiden Beinen nach Hüftgelenksoperation.
Die Ursache der Wasseransammlungen konnte klinisch nicht ermittelt werden. Es lag weder eine Herzschwäche noch ein Nierenbefund vor. Durch die dargereichten ausschwemmenden Medikamente bekam der Patient starke Herzbeschwerden, litt unter Übelkeit und Schwindelgefühlen. Der Wechsel der Medikamente brachte zwar eine Verbesserung der Beschwerden, aber sie verschwanden nicht.
In diesem Zustand kam der Patient zu mir. Da er sich zunächst weigerte, Eigenurin einzusetzen, versuchte ich es zunächst mit homöopathischen und pflanzlichen Mitteln. Wir hatten aber kaum Erfolg, und der Patient mußte zusätzlich die allopathischen Medikamente weiternehmen. Hierauf än-

derte der Patient seine Meinung und entschloß sich doch zu einer Urintherapie. Ich verordnete ihm ein Glas Morgenurin, Ganzkörpereinreibung mit Frischurin und eine vollwertige Ernährung. Bei einer Kontrolluntersuchung vier Wochen nach dem ersten Besuch hatten sich die Ödeme deutlich gebessert, und der Patient litt nicht mehr unter Schwindelgefühlen und Übelkeit. Nach weiteren vier Wochen waren Ödeme und Zusatzbeschwerden vollkommen verschwunden.

Patient, 23 Jahre, männlich; Befund: Tachyarrhythmie.
Der Patient litt unter Tachyarrhythmie bzw. unter Herzrasen mit Unregelmäßigkeiten und Herzaussetzern. Er wurde in die Klinik überwiesen und zwei Wochen auf der Intensivstation betreut. Nach seiner Entlassung aus der Klinik erhielt er als Medikamente Betablocker und ein Digitalis-Präparat. Beides vertrug er ausgesprochen schlecht. Eines Tages brach er im Büro zusammen. Er konnte mit dem linken Auge nur noch undeutlich sehen, und auf der linken Seite zeigten sich Gefühlsstörungen. Die Herzaussetzer lagen nun bei gefährlichen acht Sekunden. Dem Patienten wurde dringend geraten, sich einen Herzschrittmacher einsetzen zu lassen.
In diesem Zustand kam er zu mir. Ich mußte ihm dieselbe Empfehlung geben. Bei Herzaussetzern von acht Sekunden war sein Leben in Gefahr. Ich riet ihm also dringend zu dieser Operation, da eine naturheilkundliche Maßnahme sicherlich keinen schnellen Erfolg bringen konnte. Da sich jedoch der Patient strikt weigerte, riet ich ihm, ab sofort Basicin B einzunehmen und das Entsäuerungssalz von Dr. Bösser. Zusätzlich empfahl ich ihm Herzkompressen mit angewärmtem Alturin (drei Tage alt). Obwohl er allopathische Medikamente einnehmen mußte, legte ich ihm das Urintrinken nahe. Darüber hinaus verordnete ich streng vegetarische Kost, verbot jeglichen Genuß von Kaffee, Tee, Alkohol,

Zigaretten, Limonaden und Mineralwasser mit Kohlensäure. Ich testete ihn auf Allergien und stellte eine Weizen- und Milchallergie fest. Folglich mußten Milch, Milchprodukte, Weizen und Weizenprodukte wie Nudeln, Brot etc. total aus seiner Ernährung verbannt werden.

Schon nach zwei Wochen hatte sich sein Zustand wesentlich gebessert. Er war belastungsfähiger, sein Herz schlug erheblich ruhiger und auch unter Streßerscheinungen trat keine gravierende Herzbeschleunigung mehr auf. Nach vier Wochen reduzierte sein behandelnder Arzt die Betablocker und nach sechs Wochen konnte der Patient vollständig auf sie und auf das Digitalis-Präparat verzichten, denn sein Herz war stabil. Statt dessen erhielt er von mir ein Crategus-Präparat zusätzlich verordnet. Er konnte ohne Schwierigkeit und Müdigkeit seine Bürotätigkeiten ausüben. Die Besserung war über eine sechsmonatige Kontrollzeit stabil.

Frau A. B., 52 Jahre; Befund: Ohrenbeschwerden.

Frau A. B. litt an einer immer wieder aufflackernden Mittelohrentzündung. Alle bisherigen Therapien seitens des Ohrenarztes hatten bislang keinen Erfolg. Sie hatte zusätzlich ständig leichte Ohrenschmerzen, die sie aber mit Ohrentropfen besserte. Bei Verschlimmerung durch Zug oder Wetterwechsel wurden die Ohrenschmerzen aber so stark, daß sie Schwierigkeiten beim Kauen hatte.

So suchte sie meine Praxis auf und bat um eine naturheilkundliche Behandlung. Ich empfahl ihr sofort, statt der bisherigen Ohrentropfen Eigenharn in den Gehörgang zu träufeln, Eigenharnpackungen auf das Ohr zu legen und Cux-Therapie zu machen.

Bereits nach 14 Tagen hatte sie keinerlei Schmerzen mehr, mußte keinen Wattebausch mehr im Gehörgang tragen und vertrug nun sogar Zugluft und Regenwetter.

Herr H. K., 48 Jahre; Befund: Lungenkrebs.

Herr K. hatte Lungenkrebs im Endstadium. Hinfälligkeit wie sie für das Endstadium typisch ist, quälte ihn. Er hatte wenig Appetit, die Atemfunktion war stark behindert, und er verlor rapide an Gewicht. In einem offenen Gespräch mit seiner Frau stellte ich klar, daß hier kaum Hoffnungen gegeben wären. Ich schlug ihr dennoch vor, um wenigstens die Beschwerden zu mildern, dem Patienten ab sofort vegetarische Kost zu geben, und ihm bis zu drei Gläsern am Tag vom Urin seiner Frau zu trinken zu geben. Außerdem empfahl ich ihr, ihn jeden Morgen mit drei Tage altem Fremdurin einzureiben und diesen eine halbe Stunde einwirken zu lassen.

Der Patient sprach phantastisch auf diese Therapie an. Zunächst stellten sich bei ihm massive Durchfälle ein, die jedoch durch Reduzierung des Urins beseitigt werden konnten. Er hustete verstärkt weißen bis gelblichen Schleim ab. Die Atemfunktion verbesserte sich rapide. Der Appetit kehrte zurück und mit ihm sein Lebensmut. Die Müdigkeit ließ nach. Es war mir klar, daß dieses niemals eine Heilung sein konnte. Doch sein Zustand stabilisierte sich.

Die Prognose der Ärzte, daß er wohl in den nächsten vier Wochen sterben würde, hat sich nicht bewahrheitet. Der Patient lebt heute, ein halbes Jahr später, immer noch und fühlt sich recht wohl. Er kommt gelegentlich in die Praxis. Er behandelt sich noch immer mit Fremd- und Eigenurin.

Frau B. H., 58 Jahre; Befund: Hämorrhoiden.

Frau B. H. hat Hämorrhoiden mit unerträglichem Juckreiz, Stechen im Analbereich und Blutungen nach hartem Stuhlgang.

Ich empfahl ihr eine vierzehntägige Urinfastenkur mit anschließender Umstellung auf vegetarische Kost, Urinklistiere, einen in Urin getränkten Wattebausch am After zu tragen und Einreibungen des ganzen Körpers mit drei Tage altem Urin.

Frau H. sprach ausgezeichnet auf die Therapie an und hat heute keine Hämorrhoiden mehr. Der Stuhlgang ist völlig normal – hier wurde allerdings noch zusätzlich eine Darmsanierung mit Darmbakterien und Bitterstoffen durchgeführt.

Frau B. Z., 66 Jahre; Befund: Gelenkrheuma.
Die Gelenke von Frau Z. waren stark deformiert, insbesondere die Knie-, Hand- und Schultergelenke. Sie hatte eine Hüftgelenksarthrose.

Da sie sich gegen Urintherapie aussprach, versuchten wir es mit intensiver naturheilkundlicher Behandlung einschließlich Thymusextrakt-Spritzen, Eigenblut- und Eigenlymphbehandlung und Ernährungsumstellung. Aber der Erfolg war nur mäßig. Schließlich stimmte sie der Urintherapie zu.

Wir kamen überein, daß sie den Morgenurin trinken sollte und daß sie, sobald sie konnte, eine Eigenharnfastenkur machen würde. Ich empfahl ihr tägliche Einreibungen mit drei Tage altem Urin und zweimal wöchentlich ein Vollbad, für welches sie in der Familie einen Eimer Urin sammeln mußte. Im Urinvollbad (Wasser mit Urinzusatz) schwitzte sie, als sei sie in der Sauna – ob es an dem Gestank lag, der den Raum beherrschte oder mit dem Bad selbst zu tun hatte, will ich dahingestellt sein lassen. Später fügten wir dem Eigenurin auch noch Natriumlaktat hinzu, ergänzten die Therapie um die Moxa-Behandlung des betroffenen Gelenks. Dann nahmen wir auch noch die Cux-Therapie hinzu.

Die Schmerzen ließen rapide nach. Die Beweglichkeit wurde deutlich besser. Die Frau blühte förmlich auf. Das Nachlassen der körperlichen Beschwerden brach auch die seelische Kruste aus Hoffnungslosigkeit und Verzweiflung auf.

Frau H. O.; Befund: Trockenes, schuppiges Hautekzem mit begleitendem Pilzbefall.

Die Haut war sehr unterschiedlich gerötet und schuppig. Vereinzelt zeigten sich nässende Stellen, die teilweise durch Kratzen stark infiziert waren. Der Beginn des Ekzems lag etwa fünf Jahre zurück. Seither war sie nur einmal ein Vierteljahr beschwerdefrei gewesen. Inzwischen war das Hautekzem so belastend, daß sie nachts kaum Ruhe fand. Auch tagsüber war sie wegen des unaufhörlichen Juckreizes in einem beständigen Streßzustand.

Die Austestung mit dem Vollschen Gerät ergab keinen Hinweis auf Allergien. Es fand sich ein Hinweis auf mangelhafte Nierenfunktion im Sinne der qualitativen Minderleistung. Die Entgiftungsfunktion der Leber war gestört. Blähungen ergaben sich durch Gallenstörungen und mangelhafte Magensaftbildung. Die Verdauung war schleppend, der Stuhl war hart und knollig.

Die Patientin erhielt zunächst pflanzliche und homöopathische Präparate zur Aktivierung von Leber, Galle, Nieren und Magen. Der Juckreiz der Haut wurde mit einem dem Erscheinungsbild entsprechenden homöopathischen Mittel versorgt. Für die Hautpflege verordnete ich Pharema Waschcreme Dermasynton AF und zur oralen Einnahme Organosynton AF, Biocult Compositum, Mezereum Synergon, Hydrocotyle Synergon, Dolichos Synagon und Borax D12. Ich empfahl ihr kühle Vollbäder unter Beigabe von Natriumlaktat, Vitamin C, Urin und einer Eichenrindenabkochung. Zusätzlich verordnet wurde eine vegetarische Diät sowie eine ausreichende Trinkmenge.

Die Behandlung war äußerst schwierig und eine Qual für die Patientin. Immer wieder kam es zu Verschlimmerungen, dann folgten Phasen der Besserung. Es war ein Auf und Ab, zermürbend für die Patientin. Die Behandlung dauerte etwa acht Wochen. Morgens erfolgte die Einreibung mit Alturin. Danach sollte sich die Patientin der kühlen Luft auf dem Balkon oder vor dem geöffneten Fenster nackt aussetzen. Das Abduschen schloß sich etwa 30 Minuten später an.

Nach sechs Wochen kam eine leichte Besserung, die auch kaum noch von zwischenzeitlichen Verschlimmerungen bestimmt war. Nach acht Wochen konnte man von einer bestehenden Besserung sprechen und nach drei Monaten waren Ekzem und Pilzbefall gemäß Laborbefund verschwunden.

Ich bin sicher, daß in diesem Fall mit Cux-Therapie ein wesentlich schnellerer Erfolg möglich gewesen wäre. Leider war dies aus organisatorischen Gründen nicht möglich.

Herr B. Z.; Befund: Knie- und Hüftgelenkarthrose.

Alle bisherigen klinischen Behandlungen und Kontrolluntersuchungen waren bei diesem Patienten erfolglos. Er war daraufhin ein zweites Mal in einer Klinik in Baroda, Indien. Dort ließ er sich nach Methoden der Ayurveda-Medizin behandeln. Wie er mir sagte, war er bei der ersten Kur nach drei Tagen Behandlung über Wannenbäder, Massage, vegetarische Kost, Urintrinken, Lehmpackungen und Hautdampfbegasungen beschwerdefrei gewesen. Da er Geschäftsmann ist, gelang es ihm nicht, sich an die ihm empfohlene Diät zu halten. Aus diesem Grund waren die Beschwerden langsam wieder schlimmer geworden.

Ich war erstaunt, daß die Arthrose innerhalb von wenigen Tagen durch Urintherapie und andere Behandlungsformen in Verbindung mit vegetarischer Kost verschwand.

Herr H. B., 28 Jahre, Befund: Chronische Stirn-, Kieferhöhlenvereiterung.

Dieser Patient litt seit fünf Jahren unter immer wieder auftretenden Stirn- und Kieferhöhlenvereiterungen einschließlich begleitender Bronchitis. Alle Versuche des Hals-, Nasen-, Ohrenarztes, der Beschwerden mit Antibiotika, Spülungen und Bestrahlungen Herr zu werden, waren vergeblich.

Als ich Herrn B. in meiner Praxis mit dem Vollschen Gerät durchtestete, stellte ich eine Milchallergie fest. Milch und alle Milchprodukte wurden sofort aus seinem Ernährungsplan gestrichen. Ich verordnete ihm zusätzlich das Trinken des Morgenurins und zweimal täglich Spülungen der Nasengänge mit einer Lösung aus Meersalz, einem Tropfen Multiplasanöl, Eigenurin und Kamillosan.

Innerhalb von vier Wochen ging es dem Patienten besser. Er hatte keine Kopfschmerzen mehr, konnte Zugluft und Feuchtigkeit vertragen und seine Nase war frei, selbst bei rauhem Herbstwetter. Auch die übrigen Atemwege waren frei.

Frau P. B., 19 Jahre; Befund: Akne juv.

Seit drei Jahren litt diese Patientin an einer hartnäckigen, allen bisherigen Therapien trotzenden Akne. Sie war mit Antibiotika sowie mit Cortison-Salben behandelt und es waren Hautschälkuren und Bestrahlungen durchgeführt worden. Die Akne war nicht zu beseitigen.

Aufgrund einer Elektroakupunkturtestung auf Lebensmittelallergien stellte ich eine Unverträglichkeit von Schweinefleisch, Zucker, Milch, Schokolade, Orangen sowie verschiedener Medikamente fest. Ich stellte die Patientin auf vegetarische Kost um und schloß damit die Allergene aus. Sie erhielt Bitterstoffe, Biokult comp. und Kräutertee für die Darmsanierung. Ich verordnete ihr morgentliche Ganzkörpereinreibungen mit Alturin und tägliche Gesichtseinreibung mit Frischurin. Die Patientin trank den Morgen- und Abendurin über eine Woche und stellte dann auf Urinfasten für eine weitere Woche um.

Nach dieser Behandlung ging die Akne erheblich zurück.

Vollständig verschwand sie nach sechswöchiger Behandlung mit Urineinreibungen und Urintrinken. Abgeschlossen wurde die Behandlung mit einem zweiwöchigen Urinfasten. In einer Kontrollzeit von sechs Monaten kehrte die Akne nicht zurück.

Kind E. L., 8 Jahre; Befund: Neurodermitis.
Die juckende, durch Kratzen und Infektion verschlimmerte, nässende, schorfige Hauterkrankung bestand seit dem dritten Lebensjahr. Mit dem Kind litt die ganze Familie. Alle bisherigen Behandlungen waren erfolglos.
Nach einer sehr intensiven psychologischen Vorbereitung seitens der Eltern war E. bereit, in Gemüsesäften teelöffelweise Urin bzw. Cux zu sich zu nehmen. Außerdem wurde die Haut mit Urin betupft. Die Nahrungsmittel Zucker, Fleisch, Weizen und Milch mußten aus dem Ernährungsplan vollständig ausgeschlossen werden. Ich verschrieb Phosphor, Kalzium, Jodum in D8 als homöopathische Aufbereitung sowie die Mittel Mezereum Synergon und Hydrocotyle Synergon im Wechsel.
Nach vier Wochen schlug die Behandlung etwas an. Eine Nachkontrolle ergab Pilzbefall im Darm. Das Kind bekam jetzt häufiger über den Tag verteilt ein bis zwei Teelöffel Urin vermischt mit Gemüsesäften. Zusätzlich gaben wir Kapseln mit ätherischen Ölen und ein Schleimhautmittel. Halbwarme Urinbäder unter Zusatz von Natriumlaktat, Schachtelhalmauszügen, einer Haferstrohabkochung und Eichenrindenauszügen unterstützten die Behandlung.
Nach acht Wochen war das Kind schließlich beschwerdefrei. Die Diät wurde noch zwei weitere Monate eingehalten. Ebenso wurde die Urintherapie wechselweise mit Cux-Therapie beibehalten.

Auf der Weltkonferenz für Urintherapie in Goa wurde von vielen Erfolgen mit Urintherapie berichtet, die nahezu unglaublich erscheinen. Unter den erfolgreich behandelten Krankheiten waren Angina pectoris, Aids, multiple Sklerose, Parkinson, starke Neuralgien, Rückenschmerzen usw. Diese Beispiele sind eine wertvolle, abrundende Ergänzung am Ende dieses Buches, da sie aus vielen Teilen der Welt stammen. Die Urintherapie kann im Grunde genommen bei allen chronischen und akuten Erkrankungen eingesetzt werden.

Urintherapie-Fragebogen

Version 1.4

Dieser Fragebogen soll die Statistik über Urintherapie verbessern. Obwohl bereits viele Erfahrungsberichte vorliegen, werden zur statistischen Absicherung eine möglichst große Menge kohärenter und vollständiger Datensätze benötigt, die wissenschaftlichen Ansprüchen genügen.

Viele Anwender haben bereits über ihre Erfahrungen berichtet, und wir hoffen, daß das so bleibt. Bitte berichten Sie uns insbesondere auch dann, wenn Sie mit Urintherapie *keinen* Erfolg hatten, denn wir sind daran interessiert, die Berichte einzugrenzen, wo Urintherapie erfolgreich angewendet werden könnte, von anderen Bereichen, bei denen Urintherapie weniger gut geeignet ist.

Bitte füllen Sie diesen Fragebogen aus und senden Sie ihn an:

Hans Höting
Heilpraktiker
Arster Heerstraße 13
28279 Bremen

Sie können den Fragebogen anonym, also ohne Namen und Adresse einsenden. Wir würden es begrüßen, wenn Sie zumindest Ihre Wohngegend angeben, beispielsweise eine größere Stadt in der Nähe, um mögliche regionale Unterschiede zu erkennen. Sie können aber auch für mögliche Rückfragen oder ein mögliches späteres Interview Ihre persönlichen Daten angeben. In letzterem Fall garantieren wir absolute Anonymität. Ihre Daten werden nicht an Dritte weitergegeben, sondern ausschließlich zur wissenschaftlichen Erforschung der Urintherapie verwendet.

Dieser Fragebogen ist in drei Abschnitte gegliedert:
1. Urintherapie zur Heilung einer Krankheit oder Unpäßlichkeit
2. Urintherapie als generelle, vorbeugende Maßnahme
3. Allgemeine Angaben

Bitte lesen Sie den Fragebogen nach Möglichkeit einmal durch, bevor Sie an die Eintragungen gehen. Unsere Erfahrung hat gezeigt, daß die Fragebögen dann genauer ausgefüllt werden.

1.
Urintherapie zur Heilung einer Krankheit oder Unpäßlichkeit

(Bitte überspringen Sie Abschnitt 1, falls Sie Urintherapie ausschließlich generell oder aus Gründen der Vorbeugung benutzen, nicht aber zur Heilung.)

Urintherapie zum Zwecke der Heilung
Welche Krankheit möchten Sie heilen oder haben Sie geheilt durch Urintherapie?

_____

Behandlungszeitraum
Meine Urintherapie dauerte
von (Monat/Jahr) _____
bis (Monat/Jahr) _____

Heilerfolg

Wenn wir vollständigen Heilerfolg als 100 Prozent definieren
und Mißerfolg als 0 Prozent, zu wieviel Prozent schätzen Sie
war Urintherapie bislang erfolgreich?
Die Heilung/Genesung war bislang zu etwa_____
Prozent erfolgreich.

Heilungsdauer

Der Heilerfolg stellte sich ein nach etwa_____
(Tagen, Monaten, Jahren).

Heilungsprozeß

(Bitte überspringen Sie diese Frage, falls Urintherapie bislang
erfolglos war.)

☐ Die Heilung verlief ziemlich gradlinig bis zum gegenwärtigen
Punkt.

☐ Nach einer anfänglichen Verbesserung gab es eine Phase
des Heilungsstillstands.

☐ Nach einer anfänglichen Phase des Heilungsstillstands gab
es eine Verbesserungsphase.

☐ Trotz insgesamt einer Verbesserung gab es auch Phasen
des Heilungsrückschritts.

Dokumentation der Heilung

(Bitte überspringen Sie diese Frage, falls Urintherapie bislang
erfolglos war.)

Der Heilungsprozeß wurde von mir selbst schriftlich fixiert.
☐ Ja   ☐ Nein

Der Heilungsprozeß wurde von einem Arzt beobachtet.
☐ Ja   ☐ Nein

Schulmedizinische Behandlung

Gab es vor oder während Ihrer Urintherapie eine schulmedizinische Behandlung?

☐ Ja   ☐ Nein

Behandlungszeitraum

(Bitte überspringen Sie diese Frage, wenn es keine schulmedizinische Behandlung gab.)

Meine schulmedizinische Behandlung dauerte

von (Monat/Jahr) _____

bis (Monat/Jahr) _____

Art der schulmedizinischen Behandlung

(Bitte überspringen Sie diese Frage, wenn es keine schulmedizinische Behandlung gab.)

Bitte beschreiben Sie mit einigen wenigen Stichworten, welcher Art die schulmedizinische Behandlung war:

_____

_____

_____

_____

Erfolg einer schulmedizinischen Behandlung

(Bitte überspringen Sie diese Frage, wenn es keine schulmedizinische Behandlung gab.)

Wenn wir vollständigen Heilerfolg als 100 Prozent definieren und Mißerfolg als 0 Prozent, zu wieviel Prozent schätzen Sie war die schulmedizinische Behandlung erfolgreich?

Die Heilung/Genesung durch schulmedizinische Behandlung war bislang zu etwa _____ Prozent erfolgreich.

2.
Urintherapie als generelle, vorbeugende Maßnahme

(Bitte überspringen Sie diesen Abschnitt 2, falls Sie Urintherapie ausschließlich zur Heilung einer Krankheit oder Unpäßlichkeit verwenden.)

Urintherapie als vorbeugende oder generelle Behandlung

Bite geben Sie in ein paar Worten an, für welchen Aspekt des Lebens Sie glauben, daß Urintherapie nützlich sein könnte:

_____

_____

_____

_____

Behandlungszeitraum

Meine Urintherapie dauerte

von (Monat/Jahr) _____

bis (Monat/Jahr) _____

Wurde dieser Zweck erreicht?

Bitte beschreiben Sie mit einigen Worten, ob der Zweck Ihrer generellen Urinanwendung erreicht wurde. (Zum Beispiel: »Meine Gesichtshaut ist seit dem Beginn der Anwendung von Urin pickelfrei, mein Ziel wurde vollständig erreicht.«)

_____

_____

_____

_____

3.
Allgemeine Angaben

Geschlecht und Alter

☐ Mann   ☐ Frau

Alter: _____ Jahre.

Methode der Anwendung
(Bitte nur ein Kreuz.)

☐ Ich benutze Urin extern (zum Beispiel auf der Haut).
☐ Ich trinke Urin.
☐ Ich mache rektale Einläufe.
☐ Ich mache Nasenspülungen.
☐ Ich mache Injektionen.

Dauer der Anwendung
(Wie lange haben Sie Urintherapie angewendet?)
Ich habe Urintherapie etwa _____ angewendet.

Wiederholung
(Bitte machen Sie Ihre Eintragungen *entweder* unter a) »regel-mäßig« oder unter b) »unregelmäßig«.)

☐ a) Ich benutze Urintherapie in *regelmäßigen* Intervallen.
       (Bitte beschreiben Sie, wie oft etwa Sie anwenden.)
       Etwa alle _____(Stunden, Tage, Wochen)

☐ b) Ich wende Urin in *unregelmäßigen* Abständen an.
       (Bitte beschreiben Sie die Abstände in wenigen Worten:)

       _____

       _____

Zeitpunkt des Urin-Auffangens

☐ Ich fange meinen Morgenurin gleich nach dem Schlafen auf.
☐ Ich fange manchmal Morgenurin auf, manchmal zu anderen Tageszeiten.
☐ Ich fange meinen Urin zu einer anderen Tageszeit auf.

Falls Sie nicht den Morgenurin nehmen, bitte beschreiben Sie, wann Sie ihn auffangen:

_____

_____

Reife des Urins

(Bitte kreuzen Sie *entweder* frisch oder älter an.)

☐ Ich benutze frischen Urin.
☐ Ich benutze älteren Urin, der etwa _____ Tage alt ist.

Aufbewahrungstemperatur

(Benutzen Sie gewöhnlich frischen Urin, dann überspringen Sie bitte diese Frage.)

☐ Ich bewahre Urin bei Raumtemperatur auf.
☐ Ich bewahre Urin im Kühlschrank bei etwa plus 4 Grad auf.
☐ Ich bewahre Urin in der Tiefkühltruhe bei etwa minus 18 Grad auf.

Menge

☐ Ich benutze homöopathische Konzentrationen, deshalb ist die Menge gering.
☐ Ich benutze ein paar Milliliter pro Anwendung (in der Größenordnung eines Fingerhuts).
☐ Ich benutze etwa eine Tasse Urin pro Anwendung.

☐ Ich benutze eine andere Menge, nämlich (bitte beschreiben Sie mit wenigen Worten, wieviel Urin Sie pro Anwendung verwenden): _____

_____

Urin und Ernährung
(Bitte *entweder* Ja oder Nein ankreuzen.)

Ich benutze Urin nur während des Fastens.
☐ Ja   ☐ Nein

Ich bin Vegetarier.
☐ Ja   ☐ Nein

Urinverdünnung

☐ Ich verdünne meinen Urin nicht.
☐ Ich verdünne meinen Urin mit etwa

_____

_____

(Zum Beispiel: »Ich verdünne meinen Urin mit etwa der doppelten Menge Saft.«)

Geschmacksgewöhnung
(Bitte überspringen Sie diese Frage, falls Sie Urin *nicht* trinken.)
Ich trinke Urin, und habe mich an den Geschmack gewöhnt:

☐ Von Anfang an.
☐ Nach ein paar Tagen.
☐ Nach einigen Wochen.
☐ Nach Monaten.
☐ Ich versuche seit _____ Tagen, mich an den Geschmack zu gewöhnen, aber es ist mir noch nicht gelungen. Es kostet jedesmal Überwindung, ihn zu trinken.

Meine ursprüngliche Einstellung zur Urintherapie

☐ Ich habe mit Urintherapie angefangen, obwohl ich sehr skeptisch war.

☐ Zu Anfang war ich weder skeptisch noch enthusiastisch, sondern einfach offen.

☐ Ich habe von vornherein an Urintherapie geglaubt.

Vorübergehende körperliche oder seelische Phänomene

Gab es während der Anwendung der Urintherapie *vorübergehende* körperliche oder seelische Veränderungen oder Begleiterscheinungen, die Sie nicht unbedingt erwartet hätten? Wenn ja, beschreiben Sie Ihre Beobachtungen mit ein paar Worten:

_____

_____

_____

Urintherapie im Zusammenhang
mit anderen Lebensaspekten

Hatten Sie das Gefühl, die erfolgreiche Anwendung von Urintherapie hing deutlich zusammen mit weiteren Lebensaspekten, zum Beispiel einer gesunden Ernährung, Sport, weniger Streß, Sonnenlicht usw.

☐ Ja   ☐ Nein

Falls ja, bitte beschreiben Sie die zugehörigen Aspekte kurz (zum Beispiel: »Die erfolgreiche Anwendung hing klar mit einer fleischarmen Ernährung zusammen.«):

_____

_____

_____

Informationsquelle

Wo haben Sie ursprünglich von Urintherapie erfahren?

☐ Durch einen Freund/eine Freundin oder Bekannten.
☐ Durch ein Buch.
☐ Über Fernsehen/Radio.
☐ Durch einen Zeitungsartikel.
☐ Auf einer Reise.
☐ Durch eine andere Informationsquelle.

Kommentar

Bitte fühlen Sie sich frei, einige persönliche Worte abzugeben. Das kann jeden Aspekt der Urintherapie betreffen, den Sie bislang erlebt haben, und von dem Sie glauben, er könnte interessant für die wissenschaftliche Auswertung Ihres Fragebogens sein (bitte gegebenenfalls Brief beifügen):

_____

_____

_____

_____

_____

_____

Persönliche Angaben

Bitte denken Sie daran, daß uns anonyme Daten ebenso willkommen sind wie persönliche. Wir wären Ihnen dankbar, wenn Sie die Region angeben würden, in der Sie leben, um mögliche regionale Unterschiede analysieren zu können. Falls Sie nicht in einer größeren Stadt leben, geben Sie bitte eine größere Stadt in Ihrer Nähe an.

Land: _____ Stadt: _____

Bitte geben Sie Ihre volle Adresse an, wenn Sie bereit sind, weitere gezielte Nachfragen zu beantworten. Diese Angaben unterliegen selbstverständlich dem Datenschutz, das heißt sie dürfen ohne Ihre Einwilligung nicht an Dritte weitergegeben werden oder zu anderen Zwecken als der wissenschaftlichen Erforschung der Urintherapie verwendet werden.

Name:_____

Straße: _____

PLZ, Ort:_____

Telefon:_____

Register

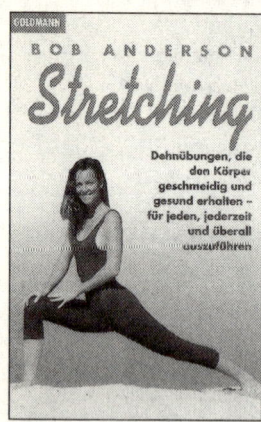
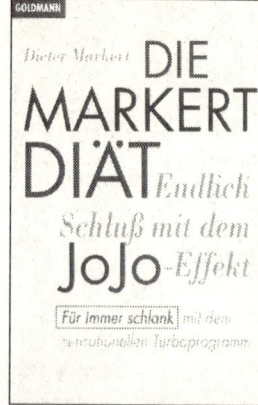
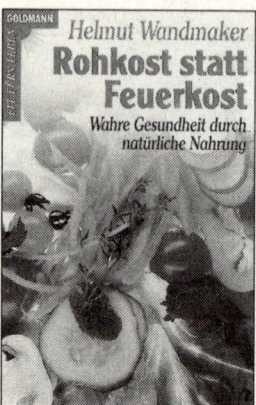
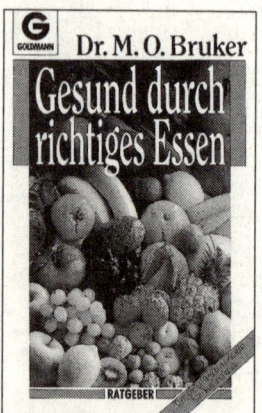

GOLDMANN

Fernöstliche Heilmethoden

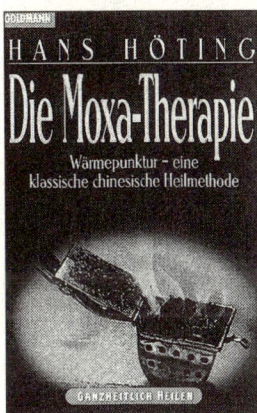
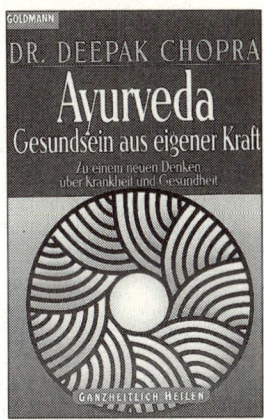
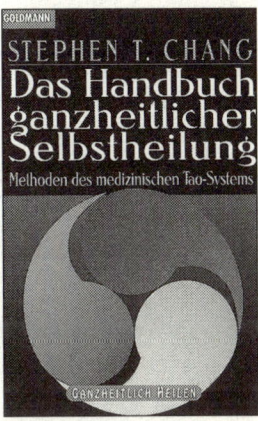
Goldmann · Der Taschenbuch-Verlag